Dr Ivan POTIER

Médecin stagiaire au Val-de-Grâce

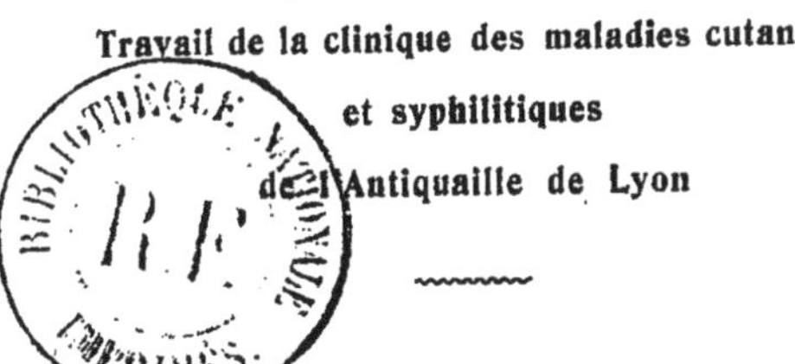

Travail de la clinique des maladies cutanées

et syphilitiques

de l'Antiquaille de Lyon

AF503904

Le Syndrome

pellagreux

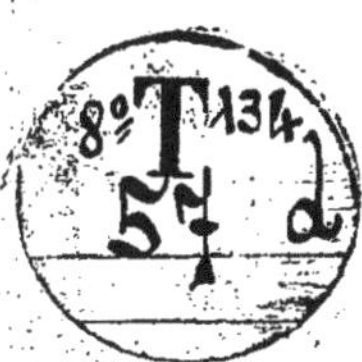

8° T134 57

TRAVAIL DE LA CLINIQUE DES MALADIES CUTANÉES
ET SYPHILITIQUES
DE L'ANTIQUAILLE DE LYON

LE SYNDROME

PELLAGREUX

8° Td¹³⁴
57

TRAVAIL DE LA CLINIQUE DES MALADIES CUTANÉES
ET SYPHILITIQUES
DE L'ANTIQUAILLE DE LYON

LE SYNDROME PELLAGREUX

PAR

Le Dr Ivan POTIER

MÉDECIN STAGIAIRE AU VAL-DE-GRACE

LYON
IMPRIMERIES RÉUNIES
8, RUE RACHAIS, 8

1907

BIBLIOTHÈQUE NATIONALE — R.F. — IMPRIMÉS

A LA MÉMOIRE DE MON PÈRE

BIBLIOTHÈQUE NATIONALE — IMPRIMÉS

A MA MÈRE

A qui je dois tout, je dédie
ces quelques pages, bien faible
témoignage de mon immense
gratitude et de ma tendresse
infinie.

A Monsieur le Professeur ROLLET

PROFESSEUR DE CLINIQUE OPHTALMOLOGIQUE

> Au laboratoire duquel nous
> avons été attaché pendant un
> semestre ; nous le remercions de
> sa bienveillance à notre égard.

A Monsieur le Docteur JAMBON

CHEF DE CLINIQUE DES MALADIES CUTANÉES ET SYPHILITIQUES

> Qui nous a inspiré le sujet de
> notre thèse et ne nous a pas
> ménagé ses conseils, nous lui
> adressons tous nos remercie-
> ments et l'assurons de notre
> vive sympathie.

A mon Président de Thèse :

Monsieur le Professeur NICOLAS

PROFESSEUR DE CLINIQUE DES MALADIES CUTANÉES ET SYPHILITIQUES

MÉDECIN DES HOPITAUX

> Au maître qui nous réserva
> toujours un si aimable accueil
> dans son service et qui nous fait
> le grand honneur de présider
> notre thèse, nous exprimons
> notre profonde reconnaissance.

A MES MAITRES CIVILS ET MILITAIRES

INTRODUCTION

Six cas d'érythèmes pellagreux ont été observés dans le cours de ces deux dernières années, à la clinique des maladies cutanées, survenus chez des gens n'ayant jamais fait usage de maïs, mais présentant des tares manifestes, ils nous ont paru venir à l'appui des idées nouvelles qui tendent à élargir le cadre de la pellagre. Aussi, avons-nous jugé intéressant de rapporter ces observations en les faisant suivre de quelques considérations sur certains détails méritant d'attirer l'attention. Tel est le sujet de notre thèse.

Dans un premier chapitre, nous retracerons l'historique et la pathogénie du syndrome pellagreux; nous étudierons ensuite sa symptomatologie en la faisant suivre de nos six observations originales dues à l'obligeance de MM. Nicolas et Jambon.

Dans un troisième chapitre, nous tâcherons de mettre en relief la constance de la triade symptomatique, l'insuffisance de l'explication de l'érythème pellagreux par un coup de soleil, et nous insisterons sur un certain nombre de conditions qui semblent avoir une réelle influence sur l'éclosion du syndrome pellagreux.

HISTORIQUE. — PATHOGENIE

Bouchard a défini la pellagre en ces termes : « La pellagre est une maladie générale, chronique, à exacerbations vernales caractérisées plus particulièrement par des désordres très variés du tube digestif et de l'axe cérébro-spinal et amenant, sous l'influence de l'insolation, des érythèmes limités aux parties frappées directement par les rayons solaires ».

A côté de cette pellagre vraie, attribuée à l'ingestion de maïs avarié, il existe dans nos régions, au moment de l'été, une dermatose absolument identique à l'érythème pellagreux que l'on désigne sous le nom d'érythème pellagroïde, s'accompagnant du reste de troubles digestifs et de troubles psychiques et survenant chez des gens n'ayant jamais fait usage de maïs.

Nous croyons, quant à nous, qu'il n'y a aucune différence clinique entre la pellagre et l'érythème pellagroïde avec ses divers symptômes, aussi, proposerions-nous de confondre ces deux identités symptomatiques sous le même terme, de *syndrome pellagreux*, caractérisé d'une façon constante par un trépied symptomatique comprenant : 1° *des troubles psychiques;* 2° *des troubles digestifs avec lésions buccales;* 3° *des lésions cutanées* sous forme d'une éruption érythémato-squameuse.

Ces prémisses posées, nous allons passer en revue l'historique et la pathogénie de la pellagre.

Parmi les fléaux si variés du moyen âge, il n'est pas question de la pellagre. Ceux qui veulent la faire remonter à ces siècles obscurs sont obligés de la découvrir sous les traits de la lèpre, transformisme hardi qui a compté des apôtres, mais guère de disciples. On ne voit point davantage la pellagre au début de l'ère moderne, ni au xvi°, ni au xvii° siècle.

. Videmar (1790) s'est efforcé de reculer l'origine de la pellagre, qui, à cette époque, commençait à être fréquente en Lombardie, en la rattachant à une maladie que Ramazzini (1700) indique très brièvement comme étant ordinaire sur les deux rives du Pô, le *mal del padrone*. Il paraît certain que ce lien n'existe pas dans la réalité des choses.

Il n'y a pas de raisons plus sérieuses de s'arrêter aux tentatives faites pour relier la pellagre au passé, à la faveur du *scorbut alpin*. Lorsqu'en 1776, Odoardi (Jacopo), de Bellune, décrivit sous ce nom une maladie déjà vulgaire, la pellagre existait, et la plupart des observations de l'auteur ne se rapportent pas à autre chose, mais c'était une époque de transition et d'incertitude.

« Comme les premiers coups du mal, moins nombreux et moins retentissants qu'ils ne devaient l'être plus tard ont dû passer inaperçus (cette hypothèse a quelque intérêt au point de vue de l'étiologie), nous admettrions volontiers que la pellagre a précédé d'un demi-siècle l'observation médicale.

« Dans tous les cas, il nous paraît probable qu'elle était née avant le xviii° siècle, ou tout au moins, qu'elle

a pu commencer avec lui; de sorte que Ramazzini, qui
ne l'a probablement pas remarquée, aurait pu la voir.
Le peuple l'avait baptisée avant que les médecins l'aper-
çussent distinctement; cependant, il n'est point impossible, avec beaucoup de bonne volonté et d'érudition, de
retrouver, dans les auteurs italiens du temps, des indices
que la pellagre apparaissait dès les premières années du
XVIIIe siècle, sans être reconnue, ni par conséquent, nom-
mée. M. Roussel a fait ces recherches et a précisé la
valeur historique de ces témoignages. »

On peut dire, en somme, que la pellagre, connue depuis longtemps des paysans sous des noms divers, n'a
été décrite par les médecins que depuis un siècle et demi
environ.

C'est en 1755, que paraît le premier travail sur le *mal
de la Rosa* des Asturies, par THIERRY, médecin français
attaché à l'ambassade d'Espagne, mais la maladie avait
été découverte antérieurement (en 1730), par Gaspard
CASAL (d'Oviedo), dont les observations ne furent mises
au jour qu'après le mémoire de Thierry. Il observait,
disait-il, une espèce de lèpre très singulière, parmi les
plus pauvres habitants de la campagne. Frappé de la
gravité de l'affection, n'en trouvant nul indice dans les
livres, il la décrivit sous le nom de mal de la Rosa.

En Galice, la pellagre fut étudiée par le père Feijoo,
qui l'appelait *flema salada*.

C'est aussi vers 1755 que la pellagre fut observée et
décrite dans les Etats de Venise par Antonio Pujati (de
Padoue), dont les travaux furent seulement publiés en
1776, par un de ses disciples, Jacopo Odoardi. En Véné-
tie, la maladie était connue sous le nom de *scorbut alpin;*

Odoardi l'appelait « une espèce *particulière* de scorbut »;
on la considérait comme une affection spéciale, propre
au pays (l'on avait réellement observé du scorbut en Vé-
nétie, et ne sachant trop à quoi rattacher la maladie nouvelle, on la mêlait au scorbut vrai et on lui en conservait
le nom).

Mais, dès 1771, Francesco Frappoli (de Milan) avait
décrit la *pellagre lombarde*, dans un ouvrage intitulé
« Animadversiones in morbum vulgo pellagruam », sans
savoir qu'elle était identique au scorbut alpin. D'autres
travaux dus à Zanetti (1769), à Gherardini (1780), à
Strambio (1786), à Tasselt (1786) achevèrent de faire con-
naître la *pellagra*, qui sévissait depuis longtemps sur les
populations lombardes. Ce ne fut qu'en 1789 que Francesco Fanzago, qui était venu de Milan à Padoue, démontra l'identité de la *pellagra lombarde* avec le *scorbut
alpin* des Etats de Venise. On reconnut bientôt que la
pellagre était endémique dans toute la haute Italie, et en
1796, Thouvenel, un Français, apprit aux Italiens que la
pellagra était la même maladie que le *mal de la Rosa*,
décrit en Espagne par Thierry.

En 1806, G. Marzari, de Trévise, édifia la théorie du
zéisme, déjà indiquée par Strambio et la développa dans
un ouvrage qui parut à Venise sous le nom d'*Essai mé-
dico-politique sur la pellagre*.

Marzari accuse le maïs de produire la pellagre, parce
qu'il est privé de substances animalisées, c'est-à-dire de
gluten. Pour lui, le maïs est la cause unique de la pellagre et un de ses grands arguments était l'endémicité du
mal, partout en Italie où l'on cultivait le maïs.

Le défaut de maturité du grain ne suffisait pas pour

expliquer la pellagre, aussi, en 1844-1845, cette doctrine fut-elle reprise par Balardini de Brescia. Celui-ci crut découvrir l'origine de la pellagre dans un champignon poussant sur le maïs mal récolté et appelé par le baron de Cesati et Venturi *sporisorium maïdis*. Ce champi-gnon, que sa ressemblance avec le vert de gris fit appeler par Balardini verdérame, se présente sous l'aspect d'une poudre formée de spores unicellulaires: « C'est un véri-table parasite qui attaque d'abord la substance voisine du germe, se porte ensuite sur le germe lui-même et le détruit. » (Balardini, cité par Roussel.)

Mais bientôt, les expériences de Leplat et Gaillard, puis celles de Lombroso, démontrèrent que l'injection de sporisorium est inoffensive, quand on use de certai-nes précautions techniques. Grawitz, plus récemment, a voulu ressusciter la doctrine de Balardini. Les expé-riences, par lesquelles il croyait avoir démontré que 'e penicillium ou sporisorium glaucum, par une culture accommodative, pouvait acquérir des propriétés infec-tieuses, furent démontrées fausses par Gaffki et plus tard Schultz, dans le laboratoire de B. Koch (Arnould, Dict. Dechambre).

La thèse de Balardini fut chaudement défendue par Roussel et Costallat, qui s'en firent les ardents propaga-teurs.

En 1855, Lussana et Frua transforment la théorie de Marzari et édifient une théorie chimique. Selon eux, l'in-suffisance de la réparation névro-musculaire, par suite de l'insuffisance d'aliments protéiques dans le maïs est la cause de la pellagre. Mais la chimie ruine cette théorie en montrant que le maïs contenait une assez grande proportion de matières azotées, une proportion plus grande en tous cas que d'autres céréales qui, comme le riz, par exemple, n'avaient point de vertu pellagrogène.

Selon Mouselise, la perte complète de glucose, de la dextrine et des matières gommeuses, par des changements chimiques dans la nature des grains du maïs, est la cause de la pellagre.

En 1870, le zéisme, avec Lombroso, entre dans une ère nouvelle. Ce n'est plus le sporisorium maïdi, ce n'est plus l'insuffisance alimentaire qu'il faut incriminer, mais des produits toxiques analogues aux alcaloïdes ou aux ptomaïnes cadavériques décrites par A. Gautier. L'agent nocif dans le maïs gâté est une substance chimique nouvelle, formée aux dépens des éléments de la graine, sous l'influence du processus fermentatif dont le penicillium ou sporisorium est l'un des témoins. (Arnould.)

Pour confirmer sa théorie, Lombroso s'adressa à l'expérimentation. Aidé du chimiste Erba, il isola du maïs altéré, une substance toxique que M. Lombroso appela « pellagrozéine », mais les plus fervents défenseurs de la théorie disent qu'il n'est pas encore prouvé que ce soit le vrai poison pellagrogène, parce que ses propriétés pharmacodynamiques ne sont pas tout à fait analogues aux symptômes de la pellagre. Ce poison, dans les expériences sur les animaux, produit des mouvements cloniques et paraît narcotique et paralysant.

Brugnatelli et Tizoni ont trouvé un autre alcaloïde dans le maïs altéré, qui s'est montré tétanisant.

M. Lombroso avait fait des expériences sur les animaux, en les nourrissant avec du maïs avarié par le penicillium glaucum, et il a constaté chez les poules, la diarrhée, la chute des plumes et « chez tous les animaux, la perte de poids, la contracture des extrémités, finalement la mort ». (Arnould, Dict. Dechambre.) Ces expériences sont peu concluantes en faveur de la pellagre, parce que, en nourrissant des animaux avec n'importe quelle moisissure, il n'est pas bien difficile de provoquer de la diarrhée et de les faire succomber.

Les expériences de M. Lombroso sur l'homme ne sont pas non plus concluantes. Il donnait à douze hommes de la teinture de maïs gâté, et il observait alors des troubles digestifs : des nausées, de l'anorexie, de la diarrhée, de l'érythème avec des démangeaisons, des palpitations, des syncopes, de la mydriase et de la diminution des forces. « Ces phénomènes d'intoxication aiguë par les alcaloïdes ou ptomaïnes ne semblent pas avoir de ressemblance avec les symptômes de la pellagre, et il n'est pas difficile de les produire avec de l'alcool, dans lequel on a fait macérer non pas seulement du blé ou d'autres céréales altérées et couvertes de moisissures, maïs, à un degré moindre, avec des céréales et du pain de bonne qualité. » Ciotto a réussi à démontrer la présence de substances alcaloïdiques, aussi bien dans le maïs non altéré que dans les autres céréales. Et, du reste, comment peut-on expliquer l'action rapide, en quelques jours seulement, avec des phénomènes d'une intensité telle que celle qui a été décrite, de l'extrait alcoolique du poison contenu, au plus, dans un kilogramme de maïs, quand nous savons que journellement des individus en absorbent des quantités bien supérieures. Il aurait fallu alors que tous les jours, quand des individus absorbent une quantité de quelques grammes de maïs gâté, se présentassent des phénomènes d'intoxication alcaloïdique aiguë, alors que la pellagre est une maladie essentiellement chronique, qu'elle traîne parfois trente ans et davantage, et que les malades atteints meurent le plus souvent d'une maladie intercurrente.

L'existence d'alcaloïdes dans le maïs, aussi bien que dans le blé et les autres céréales, surtout s'ils sont altérés et couverts de moisissures, ne nous paraît pas douteuse, mais ne suffit pas à expliquer la production de la pellagre. (Dr Pétrof, La Pellagre en Bulgarie, *Revue d'Hygiène*, avril 1907.)

En 1900, MM.Babès et E. Manicatide préparaient avec le maïs sain des extraits. Les substances obtenues ne donnaient pas la réaction des produits extraits du maïs gâté, par Lombroso.

Ces produits ont des effets toxiques, et par leur injection aux cobayes, Babès et Manicatide auraient reproduit quelques symptômes appartenant à la pellagre humaine, tels que, inappétence, diarrhée, faiblesse générale, paralysie commençant par les membres postérieurs, rigidité tétaniforme, chute des poils. Ces auteurs en outre, ayant constaté qu'il se forme dans le sang des pellagreux une substance qui a pour propriété de supprimer l'action toxique du maïs altéré, injectèrent simultanément à des lapins, le sérum de pellagreux guéris, et les produits toxiques retirés du maïs. Ils auraient observé dans ces conditions, l'innocuité de l'injection d'extraits maïdiques.

Tel est l'exposé de la doctrine du zéisme esquissé tout au moins dans ses grandes lignes.

En France, la pellagre ne fut observée que plus tard et

sa découverte dans les Landes appartient au Dr Hameau (1818) qui, ne connaissant pas les travaux de Thierry, la décrivit sous le nom de *mal de la Teste*. Mais Gintrac et Bonnet d'une part, Arthaud de l'autre, signalèrent l'identité du mal de la Teste avec la pellagre lombarde et le mal de la Rosa. Des travaux ultérieurs dus à Léon Marchant, Gintrac, Th. Roussel, etc., montrèrent que l'endémie pellagreuse n'était pas bornée aux Landes, mais qu'elle s'étendait à toute la région méridionale et occidentale de la France (la Gironde, la Haute-Garonne, l'Aude, les Hautes et Basses-Pyrénées, les Pyrénées-Orientales).

Roussel, en France, se fait l'ardent propagateur de la doctrine verdéramiste. Dans son livre intitulé « Pellagre et pseudo-Pellagre », il décrit la pellagre comme une entité pathologique, nettement déterminée, ayant son étiologie spéciale, et ne devant pas être confondue avec d'autres maladies qui n'ont avec elle que des analogies plus ou moins éloignées. C'est « une maladie primitive toxique, dont la marche et les degrés sont déterminés par la répétition des intoxications qui la produisent. » Intoxication, tel est le fait primordial, nécessaire, dont M. Roussel s'est attaché à faire ressortir l'importance La pensée dominante, celle qu'on retrouve aussi bien dans la préface que dans les conclusions du livre, c'est que « la pellagre est une maladie d'origine récente, qui n'est apparue en Europe qu'à partir du moment où le maïs a été introduit dans l'alimentation ». Mais le maïs constituait-il une alimentation insuffisante, la pellagre était-elle due seulement à une réparation incomplète. par une substance peu nutritive, ou bien la céréale pou-

vait-elle devenir toxique par suite d'une altération spéciale? Pour Roussel, il existe dans le maïs altéré un
champignon, le *verdérame* ou *verdet*, auquel doivent
être rapportés tous les accidents d'intoxication. Aussi,
rejetait-il les cas de pellagre observés en dehors de l'ingestion de maïs avarié et les désignait-il sous le nom de
pseudo-pellagres.

A l'état *endémique*, la pellagre n'a pas été signalée
dans d'autres pays que les régions ci-dessus mention-
nées de l'Espagne, de l'Italie et de la France, et plus
récemment la Grèce où, d'après les recherches d'un médecin d'Athènes, Pretendéris Typaldos (1866), elle existerait dans l'île de Corfou.

Depuis longtemps, on avait signalé, à côté de cette
pellagre endémique, des cas de pellagre sporadique et
la *pellagre sporadique*, quoique beaucoup moins fréquente, possède un domaine plus étendu.

Harman (1862), a fait de l'étude de la pellagre sporadique, le sujet de sa thèse inaugurale : « Entrevue, dit-il,
vers la fin du xviiie siècle, puis aussitôt oubliée, la pellagre sporadique reparaît sur la scène il y a trente ans à
peine et son existence n'est définitivement confirmée que
dans ces derniers temps ».

On a observé des cas isolés de pellagre à *Vienne* (Aloy-
sius Coreno, 1794), en *Westphalie* (Brandis et Gmelin),
en *Grèce*, et surtout en *France*, dans des départements
très éloignés les uns des autres, à Paris (le premier cas
observé en 1842 par Th. Roussel, dans le service de Gibert, à l'hôpital Saint-Louis), dans l'Allier, dans la
Haute-Vienne, dans la Charente, en Normandie (Du-
chesne, Duparc), en Sologne (Thouvenel, dès 1796), en

Auvergne, dans le Rhône (Ch. Bouchard), etc., et surtout dans la Marne, où la pellagre sporadique a été
savamment étudiée, à partir de 1852, par Landouzy (de
Reims), avec une persévérance peu commune.

Dès 1842, les observations se multiplient :

En 1842, Roussel recueille la première observation à
l'hôpital Saint-Louis.

En 1843, deux cas observés par Gibert à Saint-Louis
et un par Devergie.

En 1844, un par Brugière de Lamothe, dans l'Allier.

En 1845, un par Royer, à la Charité.

En 1846, un par Honoré à l'Hôtel-Dieu.

En 1847, un observé par Villemin, dans le service de
Royer.

En 1848, deux par Cazenave et Devergie, à l'hôpital
Saint-Louis.

En 1850, quatre cas par Devergie, Beau, Marotte et
Becquerel.

En 1851, un par Barth et un par Alaboisette, dans la
Haute-Vienne.

En 1852, un par Landouzy, à Reims, et un par Berthet
dans la Charente.

En 1853, un par Mérier.

En 1860, Landouzy, dans son livre « De la Pellagre
sporadique » consigne quatorze observations recueillies
à Reims et dans la Champagne.

En 1862, Bouchard mentionne douze cas nouveaux
dont six observés à l'Hôtel-Dieu de Lyon et six au dépôt
de mendicité du Rhône.

La même année, Harman, dans sa thèse inaugurale,
apporte neuf observations et Bourgade, médecin à Cler-

mont-Ferrand, Vidal et Archambaut, chacun un cas.

De nouvelles observations sont recueillies, ayant pour auteurs, Hardy, Bucquoy et Duguet, en 1863, Hardy, en 1868, Béhier, à l'Hôtel-Dieu, en 1877 et Hardy, à la Charité, en 1882.

Martin, dans sa thèse inaugurale, en 1883, rapporte également trois observations, et Guertin, dans la sienne (1887), six.

Parmi ceux publiés plus récemment en France, signalons les deux cas de pellagre alcoolique, communiqués par Gaucher et Barbe, en 1894, à la Société de Dermatologie et de Syphiligraphie et le cas de pellagre sporadique étudié par Gaucher et Sergent, en 1895 (Soc. Méd. des Hôpitaux).

En 1902, sept observations nouvelles sont rapportées dans la thèse de Cormo.

En 1903, vingt dans la thèse de Cecconi.

En 1907, Brault, d'Alger, dans le *Bulletin de la Société de Dermatologie et de Syphiligraphie*, publie trois cas.

La même année, M. Bonnet, de Lyon, en signale un.

Enfin, MM. Nicolas et Jambon, au mois d'octobre, présentent à la Société de médecine de Lyon, une malade de l'Antiquaille atteinte d'érythème pellagreux.

Mais le champ d'observation de la pellagre s'étendit encore davantage, grâce aux travaux de Billod, qui décrivit le premier la *Pellagre des aliénés* (1855) et fit voir son identité avec la pellagre commune. D'abord, dans l'asile de *Rennes*, puis dans celui de Sainte-Gemmes (Maine-et-Loire) et successivement dans les asiles d'aliénés de Maréville, de Dijon, de Nantes, du Mans, de Quimper, de Pau, etc., Billod démontra l'existence de la pellagre consécutive à l'aliénation. Antérieurement d'ailleurs, des faits semblables avaient été observés par Baillarger (1847), dans l'asile de Pau, par Cazenave (1849) et dans les asiles de Blois et Saint-Dizier, par Mérier (1851). Depuis lors, de nouvelles observations de pellagre des aliénés ont été rapportées par Brierre de Boismont (1860) et par les médecins des asiles de Saint-You, de Châlons, d'Auch, de Limoges, de Chambéry, de l'Antiquaille (Lyon) et de la Salpêtrière (Paris).

Par suite de la multitude des cas de pellagre sporadique signalés dans différents pays et, par des médecins de la plus haute compétence, il est absolument impossible de la nier et on peut dire que la pellagre sporadique a définitivement acquis le droit à l'existence, en pathologie.

Nous croyons, d'autre part, après quelques auteurs, qu'il faut identifier la pellagre sporadique et la pellagre lombarde ou landaise et nous regarderons comme une seule et même affection tous les cas de pellagre, endémiques ou sporadiques, des alcooliques ou des aliénés.

Le zéisme, dès lors, ne pouvait s'appliquer à la pellagre ainsi comprise, aussi, les adversaires du zéisme furent-ils très nombreux.

Les médecins espagnols affirment que dans le haut et dans le bas Aragon, dans l'ancienne et dans la nouvelle Castille, la pellagre sévit endémiquement dans certains districts, bien que la population de ces endroits ne plante ni ne fasse usage du maïs comme nourriture. Et voici aussi ce que dit Hameau, qui, le premier, a décrit la pellagre en France et qui était le médecin le plus compétent en la matière : « C'est une erreur de croire que le maïs

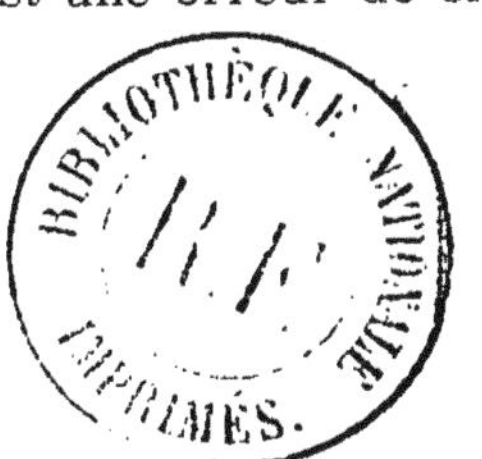
BIBLIOTHÈQUE NATIONALE IMPRIMÉS.

2 PO

entre notablement dans le régime alimentaire des paysans des Landes; ce qu'ils appellent ourchade, exatiton,
millasse, n'est, le plus souvent, qu'un gâteau de bouillie
épaisse, fait avec de la farine de millet ou de panais, tandis que celle de maïs est réservée à de meilleures tables,
et la raison en est bien simple : c'est qu'on ne l'y récolte
pas, et comme son prix est ordinairement assez élevé,
peu de cultivateurs des Landes sont en état d'en acheter.
D'un autre côté, le peu de maïs qui se récolte dans les
Landes, qui avoisinent la Teste-de-Busch, et dans lesquelles règne la pellagre, est porté dans cette petite ville
où il est consommé. C'est là que j'ai pu surtout recher-
cher le verdérame, je l'ai rencontré en assez grande
quantité dans plusieurs greniers, et, chose remarquable,
jamais un seul cas de pellagre n'a été observé à la
Teste ». Hillairet a souvent cherché l'existence de la pellagre dans les deux Charentes et dans le Périgord, où
l'alimentation par le maïs est répandue, et il n'a jamais
pu voir de cas de pellagre, ni de folie pellagreuse. En
Egypte, on emploie beaucoup le maïs et la pellagre est
presque inconnue.

En 1841, Nobili Santo fit, de la pellagre, une intoxication d'origine alcoolique. Leudet fit jouer le principal
rôle aux troubles intestinaux et aux accidents nerveux
et considéra la lésion cutanée comme une dermatite exfo-
liatrice secondaire.

Pour Bouchard, la pellagre est une cachexie due aux
diverses causes débilitantes de l'organisme. Il refuse
toute spécificité au maïs. C'est lui qui dit à propos du
verdet :

« Mais quel est donc ce poison aux allures aristocrati-

ques, et auquel Malthus aurait dû songer pour l'extinction du paupérisme, qui ne fait sentir qu'aux indigents
ses propriétés vénéneuses ? »

Mais Bouchard admet, en outre, une aptitude morbide,
une prédisposition.

« Cette aptitude, cette prédisposition, ajoute Bouchard, je suis bien obligé de les admettre parce que la
pellagre est moins ancienne que la misère et que le soleil
ou du moins, si la pellagre a pu exister de toute antiquité
à l'état sporadique, toujours est-il qu'elle ne s'est montrée
à l'état endémique que dans les temps modernes, qui,
cependant, n'ont rien à envier sous le rapport du bien-
être, à quelques siècles du moyen âge. »

Landouzy, dans une lettre qu'il écrivait au Dr Costallat (*Gazette des Hôpitaux*, 1860), lui mettait :

« Le maïs altéré est-il une cause fréquente de pellagre ? Votre soigneuse enquête semble le prouver; est-il
une cause constante ? ce que j'ai vu dans les départements pyrénéens ne me porte pas à le croire; est-il une
cause exclusive ? ce que j'ai vu dans les départements
du centre m'oblige à le nier d'une manière absolue. »

Pour lui, la misère est une cause prédisposante de la
pellagre, mais au même titre qu'elle prédispose à toutes
les maladies possibles, puisqu'elle débilite l'économie et
l'empêche de réagir contre les actions morbifiques, et il
ajoute : « Evidemment, la pellagre entre dans l'immense
catégorie des affections dont, nous ignorons la cause
intime ».

Il fait jouer à son tour, un grand rôle à la prédisposition, puisque dans son livre, *De la Pellagre sporadique*,
on lit : « Il faut donc un principe morbide antérieur, une

prédisposition interne, une aptitude spéciale, en un mot, une autre cause intime, et ceux-là seuls qui ont ce principe pellagreux, dont nous ignorons la nature, sont frappés par le soleil ».

Roussel, du reste, admettait bien lui-même un autre facteur, additionné au verdet, dans la production de la pellagre, puisqu'il disait : « J'ai montré que l'un des principaux défauts des théories existantes est de ne tenir compte que de l'un des termes de cette formule, c'est-à-dire de la *cause extrinsèque* ou *toxique*, et j'ai essayé de faire voir la part d'action qui revient, dans la presque universalité des cas, au second terme, c'est-à-dire aux *conditions intrinsèques ou vitales*. »

Enfin, plus près de nous, Hardy et Gaucher rejettent la théorie du zéisme. Pour Gaucher : « La pellagre n'a pas une cause univoque. Elle est le résultat de la misère, de la mauvaise hygiène, d'une alimentation insuffisante ou défectueuse, d'une dépression générale de l'organisme, réalisée notamment par l'alcoolisme, ou par l'aliénation mentale ».

« Le maïs est si peu nuisible par lui-même, qu'au milieu des endémies pellagreuses, aussi bien dans les Landes qu'en Lombardie, les habitants aisés, ceux qui peuvent associer au maïs un peu de vin et d'autres aliments assez riches en principes azotés, ceux-là ne sont pas atteints par la pellagre. » (Hillairet et Gaucher, p. 278.)

La communication de Billod (1853), signalant la pellagre chez des aliénés qui n'avaient jamais mangé un atome de maïs, portait, à l'hypothèse étiologique de cette graine, la plus sérieuse atteinte qu'elle ait jamais reçue, aussi causa-t-elle, parmi ses plus chaleureux champions, un véritable désarroi et ne fut-elle accueillie par la majorité qu'avec surprise et incrédulité.

Pour Billod, l'aliénation mentale ne constituait qu'une prédisposition, il rattache la pellagre, chez les aliénés, à un état de cachexie spéciale et propre aux aliénés, désigné sous les noms de marasme nerveux, épuisement, consomption. « Tout en maintenant le principe de son identité avec toutes les pellagres connues, je n'hésitai pas à la considérer comme une des formes de cette cachexie, qui se rattache à ce que les médecins anglais ont appelé « gradual exhaustion », et qui me semble correspondre à l'état que M. Wordkmann, médecin américain a décrit dans ces derniers temps, sous le nom de « phtisie latente chez les aliénés ».

Il insiste sur ce que peut, pour l'extinction de la pellagre, le développement de la prospérité et du bien-être dans les localités que ravage ce fléau. C'est là, pour lui, la démonstration la plus péremptoire et la plus complète de la donnée, qui fait de la pellagre un mal de misère, en exonérant son étiologie de l'influence spécifique du maïs altéré par le verdet : *Naturam morborum ostendunt curationes.*

Perrin, dans le *Marseille Médical*, 1902, insiste sur ce fait que la maladie désignée sous le nom de *pellagre* ne doit pas être considérée comme une entité morbide spéciale, comme une maladie spécifique, mais qu'il existe des complexus morbides très divers, qui reproduisent, dans un certain nombre de cas, exactement le type auquel correspond « la maladie du maïs ». Il ajoute . « L'étude du terrain sur lequel se développent ces érythèmes pellagreux permet de conclure qu'on ne les rencontre que chez des sujets profondément déprimés, atteints de maladies cachectiques diverses, d'états morbides issus surtout de la misère physiologique. Les excès de toute sorte, et surtout l'alcoolisme, la mauvaise hygiène, l'alimentation insuffisante, l'usage du maïs, sous forme de polenta, sain ou atteint de verdet, sont les facteurs principaux de la pellagre. La pellagre reconnaît surtout pour cause une alimentation insuffisante, et elle est déterminée par une altération profonde de la nutrition. Elle s'attaque presque uniquement aux classes inférieures et si elle est endémique en certains pays, les épidémies s'observent surtout dans les années de disette et de misère ».

« L'alcoolisme, dit-il, est une des causes que nous avons le plus souvent relevées dans les faits que nous avons observés. La plupart étaient des sujets misérables, et cachectiques, atteints de diarrhée, de perte d'appétit et se livrant depuis plusieurs années à des excès alcooliques. Tous ces malades à *vitalité affaissée* par l'alcool, par une alimentation insuffisante, par la misère, présentent, sous l'influence de l'exposition au soleil, un terrain tout préparé au développement des lésions cutanées observées dans la pellagre. Il en est de même des cachectiques tuberculeux, brightiques, dysentériques, cancéreux, des aliénés. »

« En somme, la pellagre c'est *la maladie de misère*, plus souvent que *la maladie du maïs.* »

Cormao, dans sa thèse de 1902, sur le syndrome pellagreux, admet que la pellagre est un syndrome complexe, symptomatique d'une dystrophie profonde de l'organisme, dystrophie relevant probablement d'altérations

des grosses glandes, comme le foie, le rein, le pancréas.
la rate, qui deviennent ainsi, incapables de s'opposer
aux pullulations microbiennes ou de lutter contre les
poisons qui peuvent se trouver dans l'organisme, les
détruire ou les éliminer. Ce syndrome affecte la physio-
nomie clinique des auto-intoxications et a une prédilec-
tion marquée pour le système nerveux, pour le tube
digestif et la peau. « Nous croyons donc, conclut-il, que
sous l'influence d'intoxications extérieures ou endogè-
nes, le système cérébro-spinal peut être modifié de telle ·
façon que des troubles mentaux puissent apparaître, que
l'intestin soit plus apte à devenir le siège de pullulations
microbiennes, que les manifestations cutanées, dites pel·
lagreuses, puissent en résulter. »

Telles sont les diverses théories pathogéniques émises
sur l'origine du syndrome pellagreux, elles éclairent bien
peu son étiologie, et on n'en peut déduire qu'une seule
chose certaine, c'est que le zéisme ne peut plus être
admis, tout au moins dans son intégrité.

SYMPTOMATOLOGIE

M. Gaucher, dans les *Annales de Dermatologie* (1895),
rapporte un cas de pellagre sporadique chez une femme
artérioscléreuse, cachectique, qui, à la suite de l'exposition à l'action prolongée des rayons solaires, fut atteinte
d'érythème pellagroïde du dos des mains, du front et du
nez. A l'occasion de cette malade, M. Jeanselm, qui signale
aussi un cas d'hérythème pellagroïde du dos des mains
chez un homme présentant tous les signes de l'éthylisme,
conclut :

« Je ne pense pas qu'il faille identifier l'érythème pellagroïde avec la pellagre. En faisant même abstraction
de l'étiologie si spéciale de cette dernière, sans quitter le
terrain clinique, on peut se convaincre aisément, ce me
semble, qu'il existe, entre les deux affections, des diffé·
rences fondamentales. Dans l'érythème pellagroïde, la
manifestation cutanée est tout ou à peu près tout; dans
la pellagre, l'érythème n'est qu'un des éléments, et non
le plus important, du tableau symptomatique, car les
troubles intestinaux et le délire si particulier, avec ten-
dance au suicide, occupent dans cette maladie une place
au moins aussi grande que les altérations des téguments.

Comme dernier argument, j'ajouterai que l'érythème pellagroïde est une affection bénigne qui rétrocède spontanément quand le sujet est soustrait à l'action de la cause nocive, tandis que la pellagre, maladie incurable, est sujette à des recrudescences saisonnières périodiques. »

Nous ne croyons mieux faire, pour réfuter cette opinion consacrant une ancienne erreur, que de citer ce passage extrait du *Traité de la Pellagre*, de Billod (1870) :

« En constituant avec les pellagres signalées en dehors du maïs le groupe des pseudo-pellagres, c'est-à-dire des pellagres qui n'en sont pas, les zéistes ont, par cela seul, proclamé la déchéance de la pellagre, considérée comme une entité pathologique. Du moment, en effet, où il est impossible de signaler, entre la pellagre des individus qui se nourrissent de maïs altéré par le verdet et celle des gens qui n'en ont jamais mangé, la moindre différence, et je défie d'en citer aucune, la conclusion est forcée, c'est-à-dire, que si la pellagre des uns n'est pas une pellagre, la pellagre des autres ne saurait en être une. Telle est, à l'égard de l'identité de l'une et de l'autre, ma conviction, qu'étant donnée une observation de la pellagre considérée par les zéistes comme type de la vraie pellagre, j'ai pu prendre à la face du monde savant, représenté par le Congrès et que je n'hésite pas à renouveler aujourd'hui, l'engagement d'en produire le pendant avec ses caractères identiques, chez des individus n'ayant jamais mangé un atome de maïs. »

Il nous semble impossible d'affirmer d'une façon plus catégorique l'identité complète de la pellagre et des érythèmes pellagroïdes, aussi comprend-on que la symptomatologie soit aussi riche dans un cas que dans l'autre.

Dans les érythèmes pellagroïdes, en effet, l'éruption cutanée, outre sa similitude absolue avec celle de la pellagre vraie est accompagnée d'un certain nombre de symptômes, qu'on peut dire constants, puisqu'on les trouve dans tous les cas, lorsqu'on suit les malades ou qu'on se donne la peine de les chercher.

En somme, on peut dire que la symptomatologie de ce que nous avons appelé le « syndrome pellagreux », comporte toujours la triade symptomatique suivante :

1° Des lésions cutanées;

2° Des troubles digestifs;

3° Des troubles nerveux.

Lésions cutanées. — Elles n'ont aucune spécificité, pas plus clinique qu'anatomique, comme le fait remarquer M. E. Besnier, ce sont celles des érythèmes chimiques aigus ou chroniques, celles que peuvent produire les névrites périphériques les moins spéciales; des altérations athrepsiques, dystrophiques, atrophiques comme dernier terme.

Skambio, qui a décrit cet érythème en faisant voir que loin d'être tout le mal, il n'était qu'une expression symptomatique, variable dans son aspect, reconnaissait trois formes de l'érythème : 1° l'érythème simple; 2° l'érythème phlycténoïde; 3° la desquamation simple.

On peut dire que cet érythème polymorphe débute sur le dos des mains, par des plaques d'un rouge vif, qui devient bientôt d'un rouge sombre; les malades éprouvent une sensation de prurit parfois insupportable, une gêne et une tension empêchant tout travail. Sur les surfaces érythémateuses se développent parfois des vésicules, des bulles plus ou moins volumineuses. L'aspect des téguments varie au bout de quelques jours, suivant l'intensité de la dermite : tantôt l'épiderme se dessèche, brunit et se détache par larges lamelles, laissant après lui une surface lisse, luisante, vernissée, ressemblant à la cicatrice d'une brûlure; tantôt des fissures, des rhagades plus ou moins profondes apparaissent au niveau des plis de la peau.

A la suite de plusieurs récidives, la peau des parties affectées est terreuse et parcheminée, elle n'est plus élastique; une zone noirâtre sépare la peau saine de la peau malade, dans les espaces interdigitaux, l'épiderme s'épaissit, le tissu cellulo-adipeux disparaît, les tendons font saillie; on a donné à cette main, qu'on a comparée à une patte d'oie, le nom de *peau anserine*.

L'érythème est entouré d'un liséré plus foncé, dont la rougeur ne s'efface pas à la pression et qui disparaîtra à son tour pour être remplacé par de l'hyperpigmentation.

Le *siège* de ces diverses lésions est caractéristique. En premier lieu, on les constate sur la face dorsale des mains et des premières phalanges, tandis que les deux dernières sont respectées, indemnes, sur le dos du carpe, sur les avant-bras; moins fréquemment sur la face dorsale des pieds. Au niveau de la face, ce sont les parties les plus saillantes qui sont atteintes, le front, le nez, le menton, l'ourlet du pavillon des oreilles. Enfin, le cou, la nuque, la partie supérieure et antérieure de la poitrine sont fréquemment le siège de plaques érythémateuses et de desquamation.

A côté de ces localisations considérées comme habi-tuelles, nous signalerons la présence de l'érythème au niveau de la vulve, ainsi que cela est relaté dans une de nos observations, et comme Brault l'a signalé dans deux cas rapportés dans le *Bulletin de la Sociélé de Dermato-logie* (juillet 1907).

Pour Bouchard, *l'érythème pellagreux est un coup de soleil;* ce ne sont pas les rayons lumineux, mais bien les rayons chimiques, les rayons violets et ultra-violets, pauvres en calorique, riches en action chimique qui le produisent. Aussi, est-ce au printemps et pendant les premiers mois d'été que s'observe le *mal del solle*, et non pas en plein été où le soleil a pourtant beaucoup plus de force, mais est moins riche en rayons chimiques qu'au printemps.

C'est donc à l'action des rayons solaires que l'on sem-ble devoir rattacher cet érythème, mais, d'autres causes mal connues paraissent déterminer le siège des lésions au niveau des parties découvertes; le froid et surtout les variations de température capables de produire l'érythème pernio et les gerçures profondes, doivent pouvoir aussi produire l'hérythème de la pella-gre. (Sépet, *Marseille Médical*, 1898). Calverini l'a ren-contré chez les ouvriers travaillant à l'ombre; Landouzy, Gintral, Sepet ont vu cette affection se développer pen-dant l'hiver, enfin Leloir l'a vu envahir les parties cachées par les vêtements; le même fait est rapporté dans deux de nos observations.

Mais, s'il est entendu, pour beaucoup d'auteurs, que le rayonnement solaire exerce une influence ma-jeure sur le développement de l'éruption pellagreuse, il faut cependant se garder de conclure qu'il en est la seule cause. Ce qui est, avant tout, nécessaire pour réaliser la dermopathie pellagreuse, c'est l'aptitude conférée par la pellagre elle-même. M. Bouchard insiste, à juste titre, sur ce fait que la pellagre prédispose à l'érythème solaire, moins en augmentant l'irritabilité du derme, qu'en faisant perdre à l'épiderme sa propriété protectrice contre l'action rubéfiante de l'insolation. On admet, en effet, aujourd'hui, que l'épiderme possède le pouvoir spécial d'absorber les rayons chimiques du soleil. Ce phénomène connu sous le nom de *fluorescence* aurait ici l'avantage de préserver le derme de cette action chimique, tout en le laissant traverser par les rayons caloriques. Dans la pellagre, l'épiderme, participant aux troubles profonds de l'organisme, perdrait en grande partie sa fluorescence normale et deviendrait ainsi incapable de remplir entièrement son rôle protecteur. (Art. Erythème du dictionnaire Dechambre.)

Troubles digestifs. — Les altérations du tube digestif peuvent siéger depuis les lèvres jusqu'à l'intestin. (Gaucher.)

Au point de vue de l'époque d'apparition de·l'érythème, l'interrogatoire des malades montre bien que ce n'est pas la lésion cutanée qui marque le début de la pellagre; l'érythème apparaît seulement lorsque les troubles gastro-intestinaux ont profondément affaibli le malade.

Les phénomènes, du côté de l'appareil digestif, ne manquent en effet jamais, apparaissant bien avant les autres symptômes.

Sépet signale trois formes de troubles gastro-intestinaux :

1° Dans une première forme : l'anorexie, la langue saburrale, la dilatation de l'estomac, les douleurs épigastriques, les vomissements matutinaux rappellent les diverses variétés de gastrite alcoolique et en effet, l'éthylisme se trouve souvent dans les antécédents des malades.

2° Dans une deuxième forme, aux troubles du côté de l'estomac se joignent des troubles intestinaux : diarrhée incoercible, ventre déprimé, parfois flasque, gargouillement, anorexie absolue, suc gastrique hypertoxique. (Pellizi.)

3° Enfin, dans une troisième forme, observée chez les malades de Sépet et sur laquelle, d'après lui, les auteurs n'ont pas assez insisté, l'on note des phénomènes dysentériques : selles sanguinolentes et graisseuses, fréquentes, impérieuses, s'accompagnant de ténesme, douleurs abdominales.

Quelquefois, les accidents digestifs sont si intenses qu'on peut croire à une fièvre typhoïde, constituant alors ce qu'on a appelé le *typhus pellagreux.*

Deux éléments sont surtout intéressants entre tous les troubles digestifs si divers : d'une part, la *diarrhée*, d'autre part, les *lésions buccales.*

La *diarrhée* est le symptôme dominant. Landouzy insistait déjà sur ce trouble intestinal, comme constituant l'un des accidents les plus fréquents et les plus importants de la pellagre. Pour lui, c'est même plus souvent encore comme prodrome que comme symptôme, qu'il

faut envisager la diarrhée ou la dysenterie, d'où l'apho-
risme de sa monographie :

« Une diarrhée survenant chez les cachectiques ou les
aliénés, on aura à se demander si ce n'est pas là' une
diarrhée pellagreuse, momentanément dépourvue d'érythème, ou, en d'autres termes, une pellagre sans pellagre. »

Les lésions buccales sont non moins importantes et
très nettes, tant dans nos observations que dans celles
rapportées par Brault. (*Loco citato.*)

Bouchard avait du reste signalé, au niveau de la lèvre
inférieure, un signe caractéristique consistant en un sil-
lon transversal noirâtre, qui va d'une commissure à
l'autre, et est formé par l'épiderme épaissi. Toute la muqueuse buccale (lèvres, joues, langue, gencives, plancher buccal, voile du palais, piliers, amygdales) est le
siège d'une rougeur très vive. En somme, on trouve
des lésions de stomatite diffuse avec des exulcérations
et un enduit crémeux. Les lèvres sont exulcérées, fissuri-
ques. La langue est rouge vif et dépouillée, couverte de
sillons disposés irrégulièrement (plis de la muqueuse
pour Landouzy). L'ensemble de ces lésions est très douloureux et rend la déglutition très difficile.

L'inflammation, étendue aux gencives et au palais,
donne une sensation de brûlure, de cuisson avec soif
ardente; il y a une augmentation de sécrétion du flux
salivaire, qui prend un goût salé (*mal salso*): à signaler,
la fétidité de l'haleine.

Troubles nerveux. — Les troubles de l'innervation
consistent en sensation d'engourdissement, asthénie pro-

fonde, sentiment de lassitude, de langueur, d'abatte-
ment, de torpeur physique et morale, tremblement des
extrémités, hypoesthésies, parésies ou troubles de l'intelligence : apathie, mélancolie, aboulie complète, dis-
parition progressive de tout sentiment, idiotisme (observation IV), le malade finissant par tomber dans le marasme.

Parmi les troubles nerveux, les plus remarquables sont
l'affaissement intellectuel, la céphalalgie et les vertiges,
sur lesquels insistait Roussel et qui ont le caractère de
vertige d'inanition ou dyspeptique.

On note aussi des troubles sensoriaux divers : des hal-
lucinations, des douleurs; des spasmes se font sentir en
diverses régions, ainsi que des névralgies.

Enfin, sous l'influence des lésions médullaires, aujour-
d'hui bien connues, on peut constater quelquefois une
paralysie généralisée ressemblant à la paralysie générale. (Gaucher.)

OBSERVATIONS

Nous rapportons ici six observations originales dues
à l'obligeance de MM. Nicolas et Jambon, et prises à
la clinique dermatologique de l'hospice de l'Antiquaille.
Nous prions le lecteur de vouloir bien lire attentivement
ces observations, il y verra d'abord la présence constante de la triade symptomatique que nous venons de
décrire, et cette lecture lui permettra de saisir certains
détails sur lesquels nous insisterons plus particulièrement dans le chapitre suivant :

OBSERVATION I (inédite).

DIAGNOSTIC ET RÉSUMÉ. — *Syndrome pellagreux: Erythème. Lésions buccales. Vertiges.*

Veuve M..., 41 ans, entre le 3 juillet dans le service de
M. le professeur Nicolas, à l'Antiquaille.

La malade se présente à la consultation pour une éruption érythémateuse des membres supérieurs et des lésions
buccales.

Antécédents héréditaires. — Père mort à 42 ans d'une
inflammation d'intestin. Mère vivante, mais paralysée des
membres inférieurs. Ni frères ni sœurs.

Personnellement. — Rien à signaler dans son enfance ni dans son adolescence. Réglée à 14 ans, régulièrement depuis jusqu'à ces dernières années. Mariée à 22 ans ; son mari était alcoolique et la battait ; il est mort de fièvre intermittente à 40 ans. Elle a eu cinq enfants, tous bien portants, mais un peu faibles au point de vue intellectuel. Une fausse couche il y a sept ans.

Depuis deux ans, la malade à des métrorragies très abondantes revenant périodiquement aux époques menstruelles.

A 22 ans, elle raconte avoir eu une maladie de foie caractérisée par de l'ictère, des douleurs à l'hypocondre droit et à l'épigastre, survenant par crises ; cette affection dura un an, elle s'accompagna d'alopécie. Depuis ce temps, les crises n'ont pas reparu, mais elle a gardé des douleurs sourdes à droite au niveau de la région hépatique. Pas de syphilis.

Ethylisme assez net. La malade ne boit pas d'alcool, dit-elle, pas d'absinthe, pas de liqueur, mais du vin en assez grande quantité: deux litres par jour. Elle en boit dans l'intervalle des repas. Elle exerce le métier de chiffonnière.

On ne peut pas assigner de date précise au début de l'affection actuelle, car, depuis six ou sept ans, la malade a des troubles digestifs: anorexie, et même dégoût des aliments. Elle a, depuis trois ans, des tremblements nerveux dans les membres et parfois des vertiges, des éblouissements.

En tous cas, l'érythème des membres supérieurs a débuté il y a deux mois environ et les lésions buccales, il y a quinze jours environ, sont venues compléter le tableau symptomatique. *Actuellement,* on constate les lésions suivantes:

Lésions cutanées. — Siègent d'abord à l'extrémité des membres supérieurs. Elles occupent la moitié inférieure de l'avant-bras, sur toutes ses faces, la main et les premières phalanges sur leur face dorsale. Elles semblent assez bien limitées par la disposition du vêtement. Il s'agit d'un érythème diffus des régions atteintes, sur lequel sont disposées des squames lamelleuses, de forme et de dimensions variables, donnant l'aspect d'une surface craquelée. La desquamation devient moins nette vers les mains à cause des lavages, néanmoins la rougeur existe sur elles et descend sur les premières phalanges. Sur les autres phalanges, la peau est un peu tendue, et l'épiderme fissuré, mais le contraste est net avec la première phalange.

La face palmaire des mains et des doigts est absolument indemne. Sur la face dorsale des mains, on voit çà et là de petites crevasses dues à l'action de l'eau.

Au cou. — A la partie inférieure, sur une hauteur de 3 à 4 centimètres, se voit une lésion rouge, sèche et squameuse, ressemblant à la précédente, et formant une sorte de collier, ouvert seulement à la partie antérieure sur quelques centimètres. La lésion est également limitée à sa partie inférieure par le collet du vêtement. Pas d'autres altérations cutanées.

Toutes ces lésions donnent des sensations de cuisson, brûlure légère. Peu de prurit.

Troubles digestifs. — Au niveau de la bouche on voit sur les lèvres des taches congestives, au niveau desquelles la muqueuse a perdu son aspect lisse et brillant; elles sont peu nettes comme contours, ont les dimensions d'une lentille environ, une couleur rouge sombre; l'épithélium est tombé à leur niveau. Vers les commissures, ce sont de petites ulcérations un peu blanchâtres, continuées à la face interne des joues par des traînées opalines leucokératosiques.

Sur la lèvre inférieure, une tache présente une petite vésicule en son centre. Sur le bord de la lèvre supérieure, petites érosions et débris épidermiques.

A la face interne des joues, on trouve, à gauche seulement, vers les molaires, une exulcération grisâtre très minime. Sur la langue, vers le bord droit, deux petites ulcérations grosses comme une tête d'épingle.

Pâleur du voile du palais; il ne semble pas y avoir de lésions de la gorge, du moins autant qu'on en peut juger, car la malade a un réflexe pharyngien très exagéré.

Pas de vomissements alimentaires; mais le matin, la malade a parfois des vomissements glaireux (pituite matutinale).

Anorexie presque absolue. Pas de dysphagie, car les lésions buccales sont très peu douloureuses; elles donnent quelques sensations de brûlure, de cuisson. Pas de troubles gastriques intestinaux.

Troubles nerveux. — Ils consistent en étourdissements, vertiges, éblouissements, bourdonnements d'oreilles survenant parfois quand la malade est énervée, en colère, ou quand elle a une émotion. Dans ces cas, sa vue se trouble, les objets lui paraissent tourner et elle est obligée de s'asseoir pour ne pas tomber. Elle a aussi des tremblements dans les membres supérieurs; ce tremblement, que nous avons pu voir pendant l'examen, paraît purement émotionnel.

Pas de troubles psychiques; pas de perte de la mémoire; pas d'asthénie intellectuelle; un peu de perte des forces générales.

EXAMEN SOMATIQUE. — *Au cœur:* pointe dans le cinquième espace, ligne mamelonnaire, bruits bien rrappés, réguliers.

Aux poumons: sonorité normale, rien à l'auscultation; pas de dyspnée, ni toux, ni expectoration.

Rien à la palpation de l'*abdomen.*

Le *foie* paraît un peu petit à la percussion. Rien à signaler au toucher vaginal; la malade se plaint de ménorragies, qui tiennent vraisemblablement à son âge.

Système nerveux: pas de Romberg. *Réflexes pupillaires* normaux à la lumière et à l'accommodation. *Réflexes tendineux* tous exagérés. *Réflexe cutané plantaire* en flexion.

Pas de clonus du pied ni de la rotule. *Réflexe pharyngien* exagéré. Réflexe conjonctival normal. Pas de troubles de la sensibilité à la piqûre.

OBSERVATION II (inédite).

DIAGNOSTIC ET RÉSUMÉ. — *Syndrome pellagreux : Erythème squameux du dos des mains. Lésions buccales. Troubles digestifs. Troubles nerveux.*

S..., Pierrette, 32 ans, se présente le 16 juin à la consultation de la clinique dermatologique.

Rien de particulier dans ses *antécédents héréditaires.*

Personnellement, réglée à 13 ans, régulièrement, mariée à 15 ans ; elle eut, à 16 ans, un enfant actuellement bien portant ; pas de fausses couches.

Elle a eu à 20 ans un érysipèle de la face, et à 28 ans elle subit deux colpotomies pour annexite gauche, et lors de la deuxième intervention on enleva les annexes gauches. A 28 ans, elle fut soignée aux Chazeaux pour un lupus érythémateux de la face ; ce lupus, à forme d'érythème centrifuge, ayant une forme en ailes de chauve-souris, céda assez rapidement à des applications de permanganate, récidiva une fois et finit par guérir en laissant des points cicatriciels encore apparents aujourd'hui.

L'an dernier, elle fit un séjour à la clinique pour un érythème du dos des mains qui, après discussion, fut qualifié « *érythème solaire* ». A ce moment, la malade, bien qu'un peu nerveuse, ne présentait ni asthénie, ni lésions buccales.

Elle n'a jamais présenté aucun symptôme de syphilis. En revanche, elle a fait pendant longtemps des *excès* éthyliques: trois ou quatre absinthes par jour, quelquefois davantage, un ou deux litres de vin par jour. Elle a cessé depuis plusieurs années de boire de l'absinthe, et elle ne boit plus maintenant, dit-elle, qu'un litre de vin par jour.

Or, il y a trois semaines, débutèrent les symptômes actuels: l'érythème des mains apparut le premier, les lésions buccales le lendemain, puis très rapidement l'asthénie, et les troubles nerveux, survinrent et complétèrent ce tableau. Ce début fut brusque et sans prodromes: pas de céphalée, pas de frisson ni de rachialgie. Elle n'avait pas ingéré de substances médicamenteuses, et on ne peut incriminer aucune intoxication.

L'érythème des mains siège à la face dorsale ; il est recouvert de squames légères, craquelées par endroits ; il offre une teinte rouge vif et une coloration diffuse ; il cause un peu de prurit et de cuisson. Ses limites sont assez bien marquées et s'étendent en haut à 3 ou 4 centimètres au-dessus de l'interligne articulaire du poignet ; latéralement, c'est le bord cubital de la main, la face externe du pouce. Sur les doigts, il s'étend jusqu'à la première phalange, qui est recouverte, elle aussi ; sur les deux dernières phalanges, la peau est sèche, rugueuse et desquame très légèrement. La face palmaire des mains est indemne.

Lésions buccales. — Toute la muqueuse buccale (lèvres, joues, langue, gencives, plancher buccal, voile du palais, piliers, amygdales), est le siège d'une rougeur très vive. La muqueuse a perdu son aspect brillant et lisse ; elle est œdémateuse, boursouflée, vernissée en certains endroits ; elle présente en d'autres points des traînées blanchâtres leucokératosiques, et parfois même des exulcérations purement épidermiques.

Sur les lèvres, et notamment sur la lèvre inférieure, on voit de petites vésicules blanchâtres très nettes, mais en nombre restreint. La langue est dépapillée, et sur ses bords on remarque des fissures et des traînées blanches leucoplasiques plus marquées.

L'ensemble de ces lésions est douloureux ; la malade se plaint d'une sensation de brûlure, de cuisson et de dysphagie très pénible: sa gorge est sèche et la soif vive. La salive lui donne, dit-elle, l'impression d'un liquide salé.

Une odeur fétide se dégage de ces lésions buccales. Ganglions sous-maxillaires bilatéraux, plus marqués à droite et plus douloureux.

Troubles nerveux. — La malade se plaint d'avoir de l'*asthénie;* en effet, sa faiblesse est très accentuée; elle est incapable d'aucun effort; dès qu'elle a fait quelques pas, elle est obligée de s'asseoir.

Elle a des *vertiges*, des éblouissements, titube en marchant comme si elle était ivre.

Elle a de la paresse intellectuelle, comme de l'asthénie physique; elle le constate elle-même, et dit qu'elle perd la mémoire, surtout des faits récents; elle répond cependant d'une façon précise aux questions et ne délire pas.

Elle est devenue *très émotive;* elle pleure deux ou trois fois pendant l'examen, elle est mélancolique.

Elle se plaint enfin de troubles de la vision; elle a de l'amblyopie, distingue avec peine les objets placés à deux mètres de distance; parfois, rarement, un peu de diplopie.

Pas de paralysie oculaire, pas de nystagmus; les pupilles sont paresseuses; néanmoins, on obtient le réflexe à la lumière et à l'accommodation.

Les *troubles digestifs* sont réduits au minimum chez elle; elle a perdu l'appétit, ne mange pas ou presque pas; elle a eu quelques vomissements ces jours derniers; elle n'a pas de diarrhée ni de coliques abdominales.

A l'examen, on ne trouve rien aux poumons des deux côtés. Le foie et la rate paraissent normaux; l'estomac n'est pas dilaté. Rien de particulier à l'abdomen.

Au cœur: pointe dans le cinquième espace, en dedans de la ligne mamelonnaire; battements réguliers à 84.

La température a oscillé entre 37° et 37°6.

La malade, après 48 heures de séjour dans le service, accuse encore des sensations de brûlure au niveau des mains, dont l'éruption est un peu atténuée. Elle a eu des vertiges à plusieurs reprises, et même dans son lit.

Comme trouble de la sensibilité, on ne peut signaler

qu'un peu de dysesthésie au niveau des membres inférieurs, au-dessus des genoux.

Les *réflexes* tendineux sont très exagérés, mais les réflexes patellaires plus que tous les autres ; on obtient même
parfois deux ou trois secousses cloniques de la rotule. Pas
de trépidation épileptoïde du pied.

Réflexe plantaire exagéré, sans signe de Babinski.

La malade a une réaction vaso-motrice cutanée modifiée ;
vaso-dilatation paralytique sur la face et sur le tronc, raie
blanche vaso-constrictive sur les deux mollets.

Un peu de bouffissure de la face tenant probablement à
l'inflammation de la muqueuse buccale.

Pas d'œdème des jambes.

Les *urines* ne contiennent ni sucre, ni albumine. L'acide
azotique donne un disque d'urates et fait apparaître un
anneau acajou indiquant la présence d'acides sulfo-con-
jugués. On met la malade au lait, aux purées de légumes,
à la viande hachée.

22 septembre. — Après un séjour d'un mois et demi, une
amélioration très nette s'était produite dans l'état de la
malade, tant au point de vue somatique qu'intellectuel. Elle
sortit alors, mais quelques jours à peine après sa sortie,
l'érythème des mains et des avant-bras reparut, en même
temps que l'inflammation de la muqueuse buccale.

Elle resta alors chez elle, se nourrit tant bien que mal
avec des œufs et du vin sucré. Elle a eu deux fois des vertiges qui l'obligèrent à s'asseoir précipitamment.

Elle se plaint surtout de perdre ses forces.

Actuellement, érythème de la face dorsale des doigts, de
la main, de l'avant-bras, remontant jusqu'à 8 centimètres
du coude avec desquamation craquelée. *Cet érythème dé-
passe la région laissée à nu par le vêtement* et la malade
sortait peu ou pas.

Toute la muqueuse buccale présente une teinte rouge
vermillon vernissée. Le voile du palais est surtout remarquable à ce point de vue. La langue est un peu fissurée sur

les bords ; elle est semée sur la face dorsale, les bords et la face inférieure de plaques blanc jaunâtre ou même d'exulcérations légères. Sur les lèvres (face interne), se voient des vésicules blanchâtres, en formation, en évolution, et d'autres excoriées et prolongées par des traînées blanches. Les mouvements de la langue sont très douloureux ; la bouche est le siège de démangeaisons, de cuisson et d'une sensation de sécheresse très pénible et accusée, surtout la nuit.

L'état psychique de la malade semble bien moins atteint que lors de son dernier séjour ; elle raisonne bien et ne pleure pas.

La nuit, elle est parfois réveillée par des secousses musculaires dans les membres.

Pas d'autre lésion appréciable.

29 septembre. — La malade demande à sortir, paraissant très améliorée et même momentanément guérie : l'érythème des avant-bras a complètement disparu. Les lésions buccales n'existent plus. La malade a repris appétit et digère bien. Ni troubles mentaux, ni vertiges, ni troubles gastrointestinaux. La malade déclare que depuis son entrée à l'hôpital sa vue s'est notablement affaiblie ; elle ne peut plus lire les caractères d'imprimerie ordinaires, même à 15 centimètres de distance, et même en les rapprochant le plus possible. Les pupilles réagissent bien à la lumière, ne paraissent pas réagir à l'accommodation. Pas de troubles de la musculature externe de l'œil. Pas d'hémianopsie, un peu d'anesthésie pharyngée, mais sans hémianesthésie sensitive. L'œil droit paraît cependant être plus atteint que le gauche. L'audition de la montre n'est possible qu'à 5 centimètres à droite, et possible à 15 centimètres du côté gauche. L'odorat paraît égal des deux côtés.

Observation III (inédite).

Diagnostic et résumé. — *Syndrome pellagreux: Troubles psychiques. Troubles digestifs. Erythème des mains et de la nuque. Ethylisme.*

R..., Marguerite, 47 ans, dévideuse, entre le 20 novembre 1906 dans le service de M. le professeur Nicolas, à l'Antiquaille.

Antécédents héréditaires. — Père mort à 74 ans d'hypertrophie de la prostate, alcoolique. Mère morte à 64 ans d'une péritonite. Six enfants, dont trois sont morts. Un frère mort à 23 ans de laryngite tuberculeuse (?), une sœur morte de suites de couches, un frère mort à 15 ans de phlegmon du pied; les trois autres, à l'exception de la malade, sont bien portants.

Personnellement, la malade déclare avoir toujours joui d'une bonne santé jusqu'à l'année dernière. Pas de maladie grave dans l'enfance ni dans sa jeunesse. Pas de syphilis avouée. Réglée à 14 ans, toujours régulièrement depuis. Ménopause l'an dernier. Pas d'enfants, pas de fausses couches. *Ethylisme;* elle avoue qu'elle prenait volontiers de l'arquebuse, du marc, etc.; à un moment donné, elle aurait fait abus de café.

A l'interrogatoire, et par l'examen de la malade, on remarque que les symptômes qui amènent la malade à l'hôpital sont de plusieurs ordres: 1º des troubles psychiques; 2º des troubles digestifs; 3º des troubles portant sur divers appareils (yeux, larynx, etc.); 4º des lésions cutanées. Les trois premiers groupes de symptômes sont d'ailleurs intimement liés entre eux.

1º *Troubles psychiques.* — La malade est une « geignarde », pleurant à propos d'un rien, d'un souvenir; vite consolée d'ailleurs, elle passe à un autre sujet sans transition. Mais elle en revient toujours à ses malheurs, à ses chagrins, qu'elle narre avec beaucoup de détails, à voix basse et toujours avec beaucoup d'émotion; elle pousse de temps à autre des exclamations: Hélas! grand Dieu! que de tourments! etc. Parfois elle prend un ton emphatique pour raconter ses maux: « Son corps s'use et bientôt il ne restera plus que l'enveloppe; elle a miné son corps par les chagrins; elle concentre ses misères ». Elle parle souvent de sa santé antérieure, de son agilité, de sa souplesse qui ne faisaient que des envieux autour d'elle. Enfin elle se plaint amèrement des déboires qu'elle a eus dans l'usine où elle travaillait; on lui réservait les ballots de soie les plus mauvais pour dévider, et on riait d'elle sans qu'elle osât rien dire. Sa sœur aussi, chez qui elle était pendant un certain temps, ne lui paraît pas avoir rempli d'une façon irréprochable les devoirs de l'hospitalité. Enfin, ses chagrins sont innombrables et immenses: pertes d'argent, troubles de la santé, perte d'une de ses sœurs qu'elle aimait beaucoup, etc... La mémoire semble indemne; la malade se souvient bien des différentes choses qu'on lui demande. Les réactions intellectuelles ne sont pas très vives, mais suffisantes.

2° *Troubles digestifs.* — La malade a perdu l'appétit, ne mange pas, et pleure au moment des repas. Parfois, elle se force à manger, mais dans ce cas elle souffre de l'estomac et a des *vomissements* qui la soulagent. *Pas de diarrhée;* au contraire, elle est plutôt constipée. Langue rouge, sèche, un peu fissurée, avec une échancrure sur le bord gauche.

La lèvre inférieure (face interne) est rouge, avec de petites saillies blanchâtres, sortes d'infiltrations dures, enchâssées dans le derme; ces saillies sont des dimensions d'une tête d'épingle, et sont indolores, situées au-dessous de la muqueuse, à peine plus rouge à leur pourtour.

Sensation de sécheresse à la gorge, qui est seulement un peu érythémateuse.

3° *Troubles divers.* — La malade accuse une sorte d'extinction de voix, survenant sans cause et durant trois ou quatre jours. Elle a en outre des troubles visuels, se plaint de voir trouble, d'avoir des vapeurs devant les yeux. Objectivement, myosis bilatéral, pas très serré. Les réflexes de l'iris à la lumière et à l'accommodation sont obtenus. Les réflexes cornéens et conjonctivaux sont conservés.

Réflexes patellaires.— Brusques, exagérés. Pas de clonus de la rotule, ni du pied. Pas de trouble de la sensibilité à la piqûre, ni à la pression. Marche un peu hésitante et lente, mais bien coordonnée. Diminution de la force musculaire égale mais légère des deux côtés.

4° *Lésions cutanées.* — On remarque sur le front, au niveau des bosses frontales, quelques troubles de pigmentation peu accusés. *Sur le cou,* dans la région rétro-auriculaire, au-dessous de la limite du cuir chevelu, sur une bande de la largeur de deux travers de doigt au plus, on voit des lésions caractérisées par un fond rouge de l'épiderme qui est légèrement infiltré à ce niveau et une desquamation fine et superficielle de cette bande. Au niveau des régions rétro-auriculaires, la peau devient plus infiltrée et présente sur fond cuivré des élevures hyperkératosiques et papillaires. De petits vaisseaux dilatés sont visibles à fleur de peau.

La face dorsale des mains et des doigts est le siège de lésions analogues qui s'arrêtent brusquement en haut vers le poignet, et latéralement dès qu'on arrive à la face palmaire. C'est d'abord une desquamation de toute cette région, plus accusée au niveau des bords latéraux et des doigts et se produisant par grands lambeaux cornés et hyperpigmentés. C'est aussi une coloration rouge foncé ou cuivrée qui est diffusée sur cette région avec des points très rouges où se trouvent de petits vaisseaux très superficiels. Sur ce fond érythématheux se trouvent des élevures hyperkératosiques rappelant les verrues planes juvéniles ou d'autres élevures papillaires, plus pointues et plus étroites. Ailleurs, sur la main droite, notamment, il y a quelques fissures parfois suintantes et donnant des croûtes jaunâtres. L'ensemble donne une sensation de brûlure et est douloureux à la pression seulement.

Examen des organes splanchniques.— Le foie est normal à la percussion. Rien de particulier à la palpation de l'abdomen. Rien à noter aux poumons. Cœur normal. Pas d'albumine dans les urines

OBSERVATION IV (inédite).

DIAGNOSTIC ET RÉSUMÉ. —*Syndrome pellagreux: Etat de prostration et de faiblesse remarquable. Lésions ulcéreuses de la cavité buccale. Eruption érythémato-squameuse des mains et du cou.*

L..., Marianne, ménagère, entre à la clinique dermatologique de l'Antiquaille le 11 juin 1906.

Rien de particulier dans *ses antécédents héréditaires.*

Personnellement : elle raconte avoir des troubles digestifs depuis plus d'un an ; il s'agissait surtout d'anorexie et de *diarrhée.* Elle nie l'éthylisme.

Il est difficile de se renseigner au juste sur l'histoire de la malade ; à son entrée dans le service, elle était encore lucide et répondait assez bien aux questions précises et réitérées. Depuis hier, 12 juin, son état d'hébétude a augmenté et elle ne parle plus. Des renseignements recueillis, il résulterait que la malade est épileptique et prend environ une crise par semaine.

L'éruption qu'elle présente sur le dos des mains existerait depuis fort longtemps. En tous cas, il semble bien que depuis un an, sa santé ait décliné sensiblement et que depuis trois ou quatre mois elle-même se plaignait de perte des forces et surtout de dysphagie.

A l'entrée. — La température est de 38°5 ; la malade est couchée dans son lit dans un état d'hébétude très accusé ; ses yeux se tournent de côté et d'autre, le regard est indifférent. Il semble exister un peu de ptosis bilatéral contre lequel la malade réagit par une contraction persistante du frontal. La bouche est constamment ouverte et grande ouverte, mais avec des mouvements variés et constants de mastication, de diduction.

Dans les lèvres et les joues se passent également des mouvements de tous les muscles qui en forment la charpente, donnant à la malade un visage grimaçant. Les muscles superficiels du cou et le digastrique participent à ces contractions répétées ; ces mouvements paraissent indépendants de la volonté, ils se répètent très fréquemment et n'ont pas un but comme la parole, la déglutition ou l'expectoration.

Dans les membres supérieurs, on note de fréquents soubresauts tendineux et des mouvements de carphologie dans les doigts. Il y a même une sorte de tremblement irrégulier pendant certains mouvements. Ce n'est pas un tremblement intentionnel, mais plutôt une suite de secousses choréiformes. Les membres inférieurs restent immobiles.

De temps à autre, la malade présente une contracture de quelques secondes siégeant dans les muscles du pharynx et peut-être dans les muscles du larynx. Cette contracture arrête momentanément la respiration et donne un réflexe nauséeux. La malade n'a pas de dyspnée vraie par tirage, cependant sa respiration est courte, superficielle, augmentée de fréquence et parfois d'un rythme irrégulier.

Les *réflexes patellaires* sont exagérés et malgré un certain degré de contracture dans les muscles des jambes, on parvient à provoquer un peu de trépidation épileptoïde des deux côtés. Réflexes pupillaires normaux.

La malade présente une *stomatite* intense caractérisée par la sécheresse et des fissures du bord libre des lèvres, la production de plaques diphtéroïdales, exhaussées, sur la face interne des lèvres et des joues ; une de ces plaques, située à à la face interne de la lèvre supérieure, à gauche, près de la commissure, est saillante de plusieurs millimètres, large comme une pièce de un franc, et donne l'impression d'un morceau de cartilage enchâssé dans la peau ; mais la langue est l'endroit où les lésions sont le plus accentuées.Outre la sécheresse et la coloration rouge brun du dos de la langue, on trouve à la face inférieure de celle-ci de larges plaques diphtéroïdes, et, de chaque côté, des productions que nous avons vues croître et se développer depuis l'entrée de la malade, sous forme de paquets blanchâtres, grisâtres, également pseudo-membraneux. Les gencives sont rouge framboisé, et recouvertes de détritus gris ou rougeâtres ; les dents sont très peu déchaussées. Le voile du palais est également rouge, brillant, vernissé, avec un peu de desquamation, et quelques dépôts brunâtres, mais il offre en somme peu de lésions. On en peut dire autant de l'isthme du gosier et du pharynx, qui présentent surtout des lésions de voisinage et de sécheresse dues à l'inocclusion buccale.

Sur la nuque, depuis la limite des cheveux et sur les épaules, à la partie supérieure du thorax, dans un rayon de 10 centimètres environ, se voit une éruption cutanée à contours festonnés, à disposition symétrique, se terminant brusquement sur la peau saine, et caractérisée par une infiltration brunâtre de l'épiderme avec desquamation ichtyosiforme. La peau, à ce niveau, donne une sensation de rudesse et d'infiltration très superficielle ; les squames sont assez larges, grisâtres, se détachant mal, et ne blanchissant pas sous l'ongle.

Aux membres supérieurs, commence, à la partie inférieure des avant-bras, une éruption *symétrique*, caractérisée de la façon suivante: La *face dorsale des poignets* présente de chaque côté une infiltration épidermique légère avec pigmentation brune et desquamation peu abondante. La *face antérieure* des poignets présente les lésions de l'eczéma fissuraire avec infiltration, épaississement du revêtement cutané, exagération des plis cutanés, fissures plus ou moins accentuées, donnant une sécrétion claire, un peu poisseuse, se concrétant en croûtelles jaunes. Le *bord cubital de la main* (face dorsale) est occupé par une traînée érythémato-squameuse ; sur un fond rouge assez bien délimité, par 2 centimètres de largeur, et légèrement épaissi, sont appliquées des squames grises, larges et adhérentes. La *face dorsale du pouce*, le premier métacarpien sont,*des deux côtés*, le siège de la même éruption érythémato-squameuse avec les mêmes caractères. La *face dorsale des doigts*, jusqu'aux ongles, présente de l'infiltration épidermique, de la rougeur et de la desquamation avec les mêmes caractères. La *racine des doigts* et les articulations métacarpo-phalangiennes, toujours à la face dorsale, présentent l'infiltration épidermique, les fissures et les croûtelles que nous avons signalées à la face antérieure du poignet. Sur le reste des mains (face palmaire, milieu de la face dorsale), dans les régions qui ne sont pas érythémateuses, on trouve cependant un peu de desquamation. Sur le dos des mains, la peau est sèche, fendillée, atrophique, avec quelques traînées rougeâtres.

La température est variable, entre 38°5 et 37°. Rien à noter au cœur. Rien aux poumons, du moins à un examen rapide, car la malade s'y prête mal. La sœur de la salle dit que les selles de cette malade contiennent, avec les matières fécales, du sang noirâtre, couleur de suie. Les urines, rouges, foncées, hémaphéiques, avec un dépôt assez abondant, s'éclaircissent par filtration et ne présentent par l'acide azotique qu'un disque d'urates assez épais. Ni sucre ni albumine.

Au niveau du front et sur le dos du nez, se voient des modifications cutanées caractérisées par de l'hyperkératose acuminée, disposée en placards de plusieurs centimètres de large, et constituée par un peu d'épaississement épidermique avec de petites saillies donnant au toucher une sensation rugueuse particulière (peau ansérine). La *région vulvaire, périnéale et périanale*, est le siège d'une infiltration érythémateuse assez accusée. Hémorroïdes anales expliquant les filets de sang trouvés dans la diarrhée de cette malade. *Dans le pli interfessier*, près du coccyx, on note une plaque à pigmentation brune, à épaississement épidermique et à desquamation légère.

La malade est en proie à une forme particulière de vésanie; pas de délire systématisé, mais par instants, elle dit des paroles incohérentes ou ne parle pas. Elle n'a pas présenté de périodes d'excitation véritable, mais elle est souvent agitée, s'assied sur son lit, se recouche aussitôt, se découvre, change sa tête de place; un seul jour, elle n'a pas reconnu l'endroit où elle se trouvait et parlait de s'en aller.

Ce qu'il y a également de remarquable, c'est l'état de faiblesse générale, de prostration, dans lequel elle se trouvait; elle est arrivée soutenue de chaque côté sous les aisselles et ses jambes fléchissaient sous elle.

16 juin. — La malade est morte ce matin assez rapidement, et sans avoir présenté d'autres phénomènes dignes d'être notés.

Autopsie. — Faite 26 heures après la mort. Cadavre bien conservé. A l'ouverture du corps, les organes étant en place, on remarque dans le thorax une double symphyse pleurale lâche, se laissant dilacérer et distendre. Dans l'abdomen, quelques brides nacrées, unissant la vésicule biliaire au duodénum, et à l'angle droit du côlon. On pratique l'éviscération totale par la méthode de Tripier, et on procède à l'examen des organes.

Dans le petit bassin, l'utérus est de volume normal. Les ovaires et les trompes sont indemnes de toute adhérence, bien mobiles, de volume égal, et absolument sains.

Cœur. — Pèse 240 grammes; il est flasque, s'étale sur la table, présente une teinte feuille morte et les fibres musculaires se laisseraient facilement écarter par la pulpe digitale. C'est donc un cœur de myocardite, mais les cavités ont des dimensions normales et les valvules sont absolument saines. L'*aorte* n'a aucune lésion; pas trace d'athérome; elle est remarquablement souple.

Poumon droit. — Pèse 490 grammes; il présente dans son lobe supérieur, vers le milieu de ce lobe, un gros noyau dur, fibroïde, anthracosique, avec, en son centre, des tubercules à contenu crayeux. Pas d'hépatisation ; le reste du poumon crépite bien.

Poumon gauche. — Pèse 420 grammes, et présente également un foyer tuberculeux fibroïde et anthracosique, paraissant au moins aussi ancien que le premier et situé dans le lobe inférieur, à sa partie moyenne, mais près de la face antéro-latérale. Rien autre à signaler.

L'œsophage et l'estomac ont été ouverts, sans qu'on y puisse déceler aucune lésion.

Foie. — Pèse 1.250 grammes ; pas de lésions macroscopiques, mais la sensation onctueuse qu'il donne au toucher, la raie blanche, persistante après une pression linéaire de sa surface, semblent annoncer un certain degré de dégénérescence graisseuse.

Rate. — 140 grammes ; rien d'anormal.

Capsules surrénales. — Normales.

Rein gauche. — 130 grammes ; présente une certaine diminution générale de la substance filtrante par rapport au hile. Pas d'augmentation de la consistance. La décapsulation se fait mal en entraînant une couche superficielle de parenchyme.

Rein droit.— Pèse 150 grammes. Le pôle inférieur de cet organe est hypertrophié et de consistance augmentée. Les pyramides présentent à ce niveau une certaine irrégularité malgré que la coupe soit bien médiane. On se trouve peut-être en présence d'un noyau d'hypertrophie fonctionnelle. La décapsulation de ce côté se fait très bien, et laisse une surface lisse.

Système nerveux. — L'enlèvement du cerveau et de la moelle se fait sans particularité notable.

Moelle. — Paraît saine macroscopiquement aussi bien par ses méninges que par son aspect sur une coupe transversale.

Cerveau. — pèse 1.200 gr. On découvre en certains points une adhérence légère, sans épaississement, de la pie-mère à la corticalité cérébrale, adhérence laissant un léger dépoli de cette surface. Au niveau de la partie moyenne de la fente cérébrale de Bichat, en arrière, on trouve un petit kyste du volume d'un pois, transparent, contenant un liquide eau de roche, reposant entre les quatre tubercules quadrijumeaux. Petites hémorragies très superficielles au niveau du plancher du quatrième ventricule.

Cervelet. — Foyer de ramollissement ocreux, occupant toute l'étendue de la substance blanche de l'olive cérébelleuse et limité exactement par la substance grise de cette olive. Pas de dégénérescence appréciable du pédoncule cérébelleux supérieur, ni du noyau rouge du pédoncule cérébral de ce côté.

OBSERVATION V (inédite).

DIAGNOSTIC ET RÉSUMÉ. — *Hystérie. Ethéromanie. Ethylisme ? Erythème des mains et des avant-bras. Mort avec symptômes cholériformes.*

B... Claudine, 34 ans, journalière, entre le 7 juillet 1906 dans le service de M. le Pr Nicolas, à l'Antiquaille.

Antécédents héréditaires. — Père mort à 63 ans, toussait beaucoup et depuis longtemps. Mère morte : rupture d'un anévrysme à 52 ans. Six frères ou sœurs bien portants.

Personnellement, la malade a été mariée à 23 ans, son mari est mort de douleurs articulaires, dit-elle ; il toussait et a quelquefois craché du sang. Pas d'enfants. A part quelques petites maladies de l'enfance, la malade raconte qu'elle a, en somme, joui d'une bonne santé, cependant, elle a toujours été impressionnable, émotive, pleurant et riant facilement, donnant des signes de surexcitation générale de son système nerveux. Il est très difficile de faire préciser à la malade la date d'apparition des phénomènes qu'elle présente. Elle se plaint actuellement : 1° *de troubles digestifs;*

*2° de troubles nerveux; 3° d'asthénie générale; 4° d'une der-
matose desquamante des mains et des avant-bras.* La malade nie tout symptôme de syphilis.

Les *troubles digestifs* ont débuté il y a fort longtemps,
dit-elle, ils consistent en sensations subjectives de pesan-
teur, de constriction au niveau de l'épigastre, donnant parfois
des nausées, mais jamais de vomissements, anorexie,
pas de coliques, pas de diarrhée, au contraire, la malade est
constipée. D'après les renseignements, elle buvait beaucoup
de vin depuis quelque temps. Objectivement, la pression,
au niveau de ı épigastre et de l'hypocondre gauche, réveille
des douleurs, mais ne fait rien sentir d'anormal.

La langue est étalée, avec des bords irréguliers et plus
ou moins œdémateux. Le long des bords et sur la face inférieure de la langue, se voient des traînées blanches, ressemblant à des pseudo-membranes, mais très étroites. Sur la
lèvre inférieure (face interne), se trouve une plaque arron-
die, diphtéroïde, blanche, de la dimension d'un gros pois,
enchâssée dans la muqueuse qui lui fait une aréole rouge.
Les gencives sont un peu rouges, mais n'ont pas de signes
d'inflammation aiguë. Le fond de la gorge est un peu rouge
également et la luette un peu œdématiée, mais rien de particulier à noter comme lésion.

Les *troubles nerveux* consistent en crises avec perte de
connaissance, en tremblement des membres, en troubles
psychiques légers. Les crises avec perte de connaissance ont
débuté il y a cinq ans, car la malade a vu à ce moment
quelqu'un atteint de mal comitial. Depuis, elle en prend
chaque fois qu'elle a une contrariété; la durée est variable,
un quart d'heure, une demi-heure, une heure; la crise est
caractérisée par une aura auditive (cloches, musique), par
des mouvements cloniques et des spasmes dans les membres, une chute qui n'a rien de brusque; perte de connaissance, pas de miction involontaire, pas de stertor, ni de
coma après la crise : elle ne s'endort que longtemps après,
quand le mal de tête a disparu. Elle perd la mémoire de

ce qui s'est passé pendant la crise. Pas de morsure de la langue.

Il semble donc bien s'agir, dans ce cas, de crises hystériques, ce que confirme l'examen au point de vue nerveux : on note, en effet, de l'anesthésie conjonctivale et cornéenne, des zones ovariennes, douloureuses superficiellement et donnant à la pression profonde de l'excitation nerveuse, paraissant conduire à la crise. Pas d'anesthésie pharyngée. Pas de troubles sensitifs, ni sensoriels. Le tremblement des membres n'est apparu que depuis quelques jours, dit-elle ; c'est un tremblement qui, aux membres supérieurs, est généralisé à tous les segments. La main et les doigts tremblent ensemble, le bras et l'avant-bras également. Tremblement à grandes oscillations et paraissant purement névropathique La malade se plaint de souffrir de ses membres inférieurs parce qu'ils tremblent, ce qui l'empêche également de se tenir debout. Au repos, ce tremblement des membres inférieurs n'existe pas ; dans les mouvements ordonnés, il y a quelques secousses, mais qu'on dirait volontaires. Les mouvements passifs des membres inférieurs sont très difficiles à réaliser, car la malade contracte énergiquement ses masses musculaires et résiste malgré qu'on lui recommande de se laisser aller. De temps à autre, la résistance cède, montrant qu'il ne s'agit pas de contracture.

Réflexes patellaires : brusques, mais peu exagérés. Réflexe cutané, plantaire en flexion. Pas de trépidation épileptoïde. Réflexes de l'iris à la lumière et à l'accommodation : normaux.

Troubles psychiques. — La malade a perdu un peu la mémoire, elle répond de travers à certaines questions, mais finit par répondre si l'on insiste ; elle semble, en somme, avoir une asthénie intellectuelle comparable à son asthénie physique. Elle ne présente pas de périodes d'excitation depuis qu'elle est dans le service. Pas de troubles de la parole. La malade ne peut écrire, même son nom ; le tremblement l'en empêche, car il s'accuse dans les mouvements intentionnels.

Lésions cutanées. — La malade présente, sur la moitié inférieure des avant-bras et sur les mains, une desquamation épidermique assez abondante, accompagnée d'une teinte érythémateuse sur le dos des mains. Cette desquamation se fait par larges écailles aplaties, adhérentes par leur centre, détachées par leur bord, et au-dessous desquelles l'épiderme apparaît brillant, un peu vernissé quand on les détache complètement. A la paume des mains, la desquamation existe, mais beaucoup moins accusée et sous forme de simples lisérés épidermiques. Cette desquamation serait apparue depuis trois mois seulement, après que la malade avait lavé du linge à la Saône.

Sur le reste du tégument, on voit, au niveau de l'abdomen et des cuisses, des macules brunâtres, vestige d'une éruption qu'a eue antérieurement la malade et sur le caractère de laquelle il est difficile de se prononcer aujourd'hui. La malade se plaint encore d'insomnies, de diplopie et insiste encore sur ses douleurs dans les membres inférieurs. Elle n'a pas de paralysie des muscles de l'œil, mais seulement quelques secousses nystagmiformes dans les mouvements extrêmes. Les membres inférieurs sont douloureux dès qu'on les touche, dans toute leur étendue : hyperesthésie cutanée et musculaire.

Rien à noter au cœur ni aux poumons.

La malade fait depuis longtemps une consommation exagérée d'éther, par inhalations, par ingestion (sucre, eau); elle en prend chaque fois qu'elle s'ennuie.

24 juillet 1906. — La malade, depuis son entrée dans le service, était devenue de plus en plus hébétée : elle délirait presque constamment et les symptômes constatés sur elle à l'entrée persistaient sans grande modification. A plusieurs reprises, elle prit de longues crises avec cris, mouvements incoordonnés, chute de son lit, paroles incohérentes, de plus, elle faisait tous ses besoins au lit.

Brusquement, ce matin, elle a pris une élévation thermique énorme (41°) et des phénomènes de diarrhée cholériforme. Elle expulse par le rectum à chaque mouvement ou spontanément (cinq fois en 24 heures) une grande quantité de liquide très aqueux et fétide. La bouche et la langue ne sont pas très sèches. Météorisme abdominal très marqué, la matité hépatique ne se trouve que sur deux travers de doigt. Tremblement des membres très accusé. Pendant qu'on l'examine, la malade bredouille des mots sans suite. Mort à 2 heures de l'après-midi, sans autre phénomène notable.

A l'*autopsie*, tous les organes sont putréfiés et ne permettent pas de reconnaître les lésions possibles.

OBSERVATION VI

DIAGNOSTIC ET RÉSUMÉ. — *Syndrome pellagreux. Erythème fissuraire des mains. Lésions buccales. Troubles mentaux. Intertrigo du pli fessier. Méningite terminale.*

O... Marie, 32 ans, entre à la clinique dermatologique le 23 août.

La malade a été amenée en voiture et on n'a sur elle aucun renseignement.

Elle se présente dans le service avec un état d'hébétude absolue et il est impossible d'en tirer quelques paroles suivies. En l'interrogeant longuement et patiemment, on parvient à savoir son adresse, qu'elle allait en journées pour faire de la couture, qu'elle a encore son père, vieux paysan de Saône-et-Loire, que sa mère est morte, il y a huit ans, d'un chaud et froid. On ne peut pas lui tirer de renseignements sur ses collatéraux, ni sur ses antécédents personnels, et notamment on n'est pas fixé sur la possibilité d'un éthylisme antérieur (à son entrée, sa chemise était couverte de taches de vin).

Elle est malade depuis plusieurs mois, et voici ce que

l'on découvre en l'examinant attentivement : elle est étendue dans son lit, dont elle ne bouge pas ; par moments, elle prend des sortes de crises de contractures dans les membres qu'elle fléchit, elle soulève sa tête et fait mine de descendre, mais ces périodes d'agitation sont brèves et espacées. Dans l'intervalle, elle garde de la raideur des membres et des mouvements de carphologie ; elle saisit tous les objets à sa portée ; elle n'a pas de paralysie des membres.

Un examen superficiel de la sensibilité à la piqûre montre qu'elle sent bien partout.

Les *réflexes patellaires* sont obtenus, ne sont pas exagérés, pas de clonus de la rotule ni du pied. Réflexe cutané plantaire : en extension. Réflexe conjonctival : normal. Les pupilles sont inégales, la droite plus dilatée que la gauche, celle-ci plus paresseuse. La droite réagit, mais très peu, à la lumière. Pas de paralysie des muscles de l'œil. A la face, la malade offre à chaque instant un changement de la mimique, qui reste toujours sans expression: elle grimace avec la bouche, par les muscles moteurs des lèvres, et il est difficile de faire la part de ce qui est volontaire dans ces mouvements. Elle salive beaucoup, essaie de cracher et salit beaucoup de linge pour s'essuyer la bouche, mais il semble qu'elle ait un certain degré de parésie de sa langue et de son voile du palais, ou, en tous cas, une maladresse très grande de ces organes, tenant peut-être à leur état inflammatoire, que nous allons bientôt décrire. Quoi qu'il en soit, elle souffle et racle le fond de sa gorge, comme pour en chasser la salive, qui tend à tomber vers l'arrière-pharynx et dont sa langue ne saurait pas la débarrasser. La parole est le plus souvent inintelligible, elle mâche ses mots et ânonne ; quelques mots peu compliqués et prononcés à voix basse, sans le secours de la langue, peuvent être saisis.

Les fonctions de l'intelligence sont considérablement réduites : la mémoire est la moins touchée, mais l'attention n'existe plus ; elle répond machinalement quand elle a saisi la question posée.

Lésions buccales. — La muqueuse buccale est le siège d'une inflammation très vive, qui se traduit par la rougeur, la perte de la teinte brillante de l'épithélium desquamant, l'aspect dépoli qui en résulte, des excoriations superficielles, des plaques blanches enchâssées dans la muqueuse, enfin, çà et là, à la face interne des lèvres, quelques soulèvements à aspect vésiculeux. La langue est le siège des mêmes lésions, surtout sur les bords où les fissures, les plaques blanches, sont peut-être encore plus nombreuses. A sa face inférieure, de nombreuses taches blanches disséminées et se continuant sur le plancher de la bouche en traînées, à contours irréguliers; elles adhèrent solidement à la muqueuse.

Sur la peau, on remarque, d'une façon générale, des excoriations aux coudes et sur les bras, et des traces de coups qu'elle a dû se donner pendant qu'elle était chez elle.

Aux membres supérieurs, elle présente un érythème rouge sombre avec desquamation très légère; cet érythème siège sur les mains et remonte en manchette sur les poignets, jusqu'à trois travers de doigt au-dessus du pli articulaire. Il existe également sur la face dorsale et sur la face palmaire, et descend jusqu'au bout des doigts. Quelques fissures existent, avec un très léger suintement, au niveau de la face antérieure du poignet et dans l'espace interdigital qui sépare le pouce de l'index, à la face dorsale. L'érythème est d'ailleurs plus marqué et plus squameux à la face dorsale des mains.

Aux pieds, il existe quelques lésions érythémateuses avec fissures ressemblant à des lésions intertrigineuses, au niveau de la face plantaire des orteils et des espaces interdigitaux. Cet érythème remonte un peu sur le dos du pied, à deux ou trois centimètres des orteils.

Le *pli fessier* est tout entier le siège d'un intertrigo, très rouge, très humide et à odeur nauséabonde. La malade urine sous elle.

Constipation opiniâtre, la malade n'est pas allée du ventre depuis trois jours. Pas de vomissements.

Rien de particulier à la palpation de l'abdomen.

Rien de notable *aux poumons*, qu'une exploration rapide montre exempts de grosse lésion.

Au cœur. — Le rythme est rapide, mais régulier, pas de bruits anormaux.

Urines. — Foncées, disque assez épais d'albumine par l'acide azotique.

Température. — 37°7.

27 août. — La malade est morte cette nuit avec les mêmes phénomènes, elle n'a pas repris conscience et l'interrogatoire n'a pu être poussé plus loin. Il semble que l'agitation soit devenue plus vive, avec des cris indiquant la souffrance, de l'exorbitisme, tous symptômes qui, joints à la subcontracture des membres, au délire, à l'inégalité pupillaire, doivent faire penser à une méningite terminale. La température est montée à 38°5.

28 août. — *Autopsie.* — 36 heures après la mort; les organes sont relativement bien conservés.

Sur les organes en place, rien d'anormal. On pratique l'éviscération totale, on enlève le cerveau et la moelle.

Encéphale. — Pas trace de méningite, simplement congestion des méninges, molles en certains points, notamment vers le lobe frontal, et encore il s'agit de quelque chose de récent, peut-être terminal. La décortication des méninges se fait facilement. Coupes de Pitres, de centimètre en centimètre : rien d'anormal. Le cervelet et le bulbe sont également indemnes.

Moelle. — Paraît saine macroscopiquement; on la met dans le Müller.

Cœur. — Petit, mou, flasque, feuille morte, graisseux : cœur de myocardite lente. Péricarde : sain. Valvules : saines.

Aorte. — Remarquablement souple; pas une plaque d'athérome.

Poumons. — Légèrement œdémateux, mais le parenchyme crépite partout : pas d'engouement, pas de tubercules anciens ou récents. Plèvres : saines.

Foie. — Volume normal, consistance graisseuse, nullement scléreux, mais à la coupe, îlots jaunâtres de dégénérescence graisseuse.

Rate. — Petite, diffluente ; putréfiée.

Reins. — Volume normal, se décapsulant aisément, semblent avoir un léger degré de néphrite atrophique (examen histologique).

Estomac. — Paraît sain macroscopiquement ; on prélève un fragment pour l'examen histologique.

Somme toute, la cause immédiate de la mort, dans ce cas, échappe.

CONSIDERATIONS GENERALES

———

Dans ce chapitre, nous voulons insister particulièrement, sur quelques détails de nos observations, qui méri-
tent de retenir l'attention.

Nous appuyons de nouveau sur la constance de la
triade symptomatique au cours du syndrome pellagreux.
Parfois ce syndrome n'est pas, d'emblée, au complet, il
faut alors savoir attendre et l'on verra le tableau symptomatique se parfaire peu à peu. C'est ainsi que dans l'observation II, la malade venue une première année, seulement avec un érythème du dos des mains étiqueté « érythème solaire », revint l'année suivante avec tous les
signes cliniques du syndrome pellagreux : érythème,
troubles digestifs avec lésions buccales, troubles nerveux.

En résumé, il en est du syndrome pellagreux comme
de toute maladie (maladie de Basedow, mal de Bright,
maladie d'Addison, etc.), c'est-à-dire qu'à côté de formes
bien établies, il y a des formes frustes, ne se manifestant
parfois que par un seul symptôme d'érythème et dont
le diagnostic est très difficile, même impossible, pour
qui n'est pas averti.

Jusqu'alors, on tendait à considérer l'érythème qui se manifeste dans le syndrome pellagreux, comme un érythème solaire banal, mais les preuves qu'on donne à l'appui de cette explication ne nous paraissent pas absolument péremptoires. La localisation de l'éruption cutanée sur les parties découvertes n'est pas une raison suffisante pour admettre qu'elle est due à l'action unique des rayons solaires, on peut aussi bien accuser un agent extérieur quelconque; le froid, surtout les changements de température, le vent. N'est-il pas naturel que les parties le plus exposées aux causes d'irritation extérieures soient le plus souvent le siège de lésions ? Elles ne sont pas, du reste, les seules atteintes.

Parfois, en effet, l'érythème envahit des régions recouvertes par le vêtement (obs. II) et par suite, soustraites à l'action chimique nuisible des rayons solaires. Ne l'a-t-on pas vu aussi survenir chez des pellagreux travaillant à l'ombre, ou même ne sortant pas ? N'est-il pas apparu en hiver ou même la nuit ? Comme le signale Brault, d'Alger, dans une de ses observations : « L'érythème, surtout la nuit, apparaissait sur les mains ».

Enfin, on voit les lésions cutanées se localiser sur des régions qui, ordinairement, ne sont manifestement pas exposées au soleil. Ainsi, dans deux de nos observations, on a noté une éruption dans la région vulvaire.

Dans notre observation IV, on relève : « La région vulvaire, périnéale et périanale est le siège d'une infiltration érythémateuse assez accusée. Dans le pli interfessier, près du coccyx, existe une plaque à pigmentation brune, à épaississement épidermique et à desquamation légère ».

. Dans notre observation V, « on voit au niveau des cuisses et de l'abdomen, des macules brunâtres, vestige d'une éruption qu'a eue antérieurement la malade ».

Brault, dans son observation I (*Bull. Soc. Dermat.*, juillet 1907) relate : « Les grandes lèvres, légèrement œdématiées, sont le siège d'érythème exulcéré ».

Dans son observation III (*loco citato*) on constate « à la vulve, un érythème rouge vernissé, occupant les grandes lèvres, il y a un léger suintement. Les parties exulcérées exhalent une odeur fade et repoussante ».

Dans son observation II (*loco citato*), l'érythème apparût à la ceinture, aux aines, aux aisselles.

Comment expliquer cette localisation par un érythème solaire banal ?

Enfin, l'aspect des lésions lui-même n'est pas en faveur d'un « coup de soleil ». Ce n'est pas la teinte rouge vif, vermillon, d'un érythème solaire qui, du reste, est fugace, se termine rapidement par la desquamation, et en huit jours, la peau reprend sa coloration normale. C'est, au contraire, un érythème rouge foncé, parfois même cuivré, persistant longtemps, et limité par un liséré plus sombre encore, quelquefois même noir.

Outre cette coloration rouge, le tégument présente du reste d'autres altérations: petits vaisseaux dilatés, superficiels, visibles à fleur de peau, élevures hyperkératosiques et papillaires rappelant les verrues planes juvéniles (obs. III), fissures, parfois suintantes, donnant des croûtes jaunâtres. La peau, d'autre part, donne souvent une sensation d'infiltration.

Cette éruption est, de plus, extrêmement polymorphe . tantôt c'est un érythème phlycténulaire (obs. I de Brault), tantôt pemphigoïde (obs. II, de Brault), tantôt bulleux (obs. III, de Brault); d'autres fois, c'est une éruption verruqueuse et hyperkératosique (notre observation III), ou érythémato-squameuse, ou fissuraire, etc.

Avec ces caractères, hypertrophique, congestif, et polymorphe, on peut, il nous semble, garder quelques scrupules pour classer cet érythème sous l'étiquette « coup de soleil ».

Un dernier point reste à être mis en relief, c'est la fréquence de l'éthylisme dans les antécédents des malades, Signalé déjà par nombre d'auteurs, nous avons retrouvé ce facteur dans tous nos cas.

Toutes nos observations ont trait à des femmes, dans les antécédents desquelles on ne peut incriminer que l'*éthylisme* et des chagrins ou secousses morales.

A bien étudier ces observations, l'éthylisme reste au premier plan et c'est lui, comme le disent MM. Nicolas et Jambon (*Lyon Médical*, octobre 1907), que nous pouvons mettre en relief à propos du syndrome pellagreux.

Nous ne saurions mieux faire que de citer les paroles de ces auteurs :

« Les troubles digestifs, nerveux, intellectuels qu'on observe dans l'éthylisme chronique et dans le syndrome pellagreux, autorisent, en effet, un rapprochement entre ces deux affections, mais il ne s'agit que d'un rapprochement et non d'une assimilation des deux ordres de phénomènes, et l'on ne peut pas admettre que le syndrome pellagreux soit, purement et simplement, l'addition de troubles éthyliques et d'un coup de soleil. Aussi marqués qu'on les suppose, les phénomènes morbides de l'éthylisme n'atteignent jamais l'intensité des troubles digestifs du syndrome pellagreux, pour ne citer que ceux-là ; l'état boursouflé et ulcéreux de la muqueuse buccale, dans cette dernière affection, n'a rien de commun avec la pituite ou langue saburrale de l'alcoolisme et l'on ne rencontre pas, dans celui-ci, des diarrhées profuses, avec algidité, comme nous en avons observé un cas qui méritait bien le nom de *typhus pellagreux*.

«Nous serions donc volontiers disposés à admettre que l'éthylisme est susceptible de jouer un grand rôle dans la production des états pellagreux, mais qu'il n'est pas seul ; il doit y avoir un autre facteur jouant le rôle de cause déterminante. Quelle part faut-il attribuer aux secousses morales, aux chagrins, à la mélancolie ? Nous ne pouvons pas le déterminer d'une façon certaine.

« Un autre point intéressant est le coup de fouet donné à l'affection, au printemps, par les premières chaleurs ; il semble, et nous l'avons observé dans presque tous nos cas, que les symptômes digestifs, que l'asthénie et les troubles mentaux reçoivent une brusque aggravation au moment où apparaît l'érythème.

« Il n'existe actuellement de ces faits, aucune explication satisfaisante. »

Pour terminer cette étude sur le syndrome pellagreux, il convient de rappeler la communication de Landouzy (31 août 1858), à l'Académie de médecine :

« Aux yeux d'un grand nombre de praticiens, la pellagre doit passer inaperçue, par cela seul, que les malades qui s'offrent à eux ne se trouvent pas dans les conditions de causalité formulées dans les livres. Et comme il est toujours possible de classer l'affection, selon ses phénomènes prédominants, soit parmi les entérites chroniques, soit parmi les paralysies progressives, etc., la pellagre passe pour une maladie des plus rares à l'état sporadique, tandis qu'en réalité, on en remarque encore assez souvent des exemples.

« Nul doute qu'il en sera de la pellagre sporadique, comme de la maladie de Bright, de la maladie d'Addison, du diabète des enfants, etc... qui deviennent de plus en plus fréquentes, à mesure qu'elles sont mieux connues. »

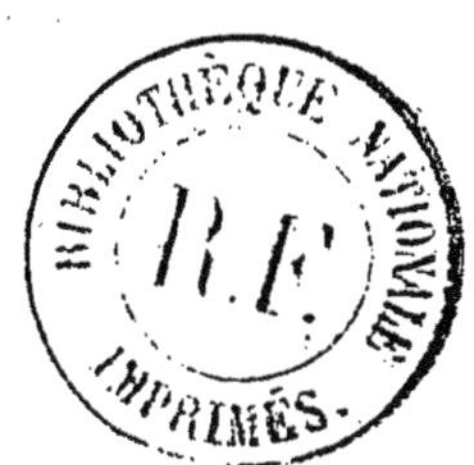

BIBLIOTHÈQUE NATIONALE R.F. IMPRIMÉS

CONCLUSIONS

I. — Pellagre, érythèmes pellagreux ou pellagroïde,
pseudo-pellagre ne présentent aucune différence
ni clinique ni anatomo-pathologique; aussi con-
vient-il, pour éviter toute confusion, d'employer
le terme plus général de *syndrome pellagreux*.

II. — La maladie désignée sous le nom de *syndrome pellagreux* ne doit pas être considérée comme une
entité morbide spéciale, comme une maladie
spécifique, mais il existe des complexus morbides très divers qui reproduisent dans un certain
nombre de cas exactement le type auquel correspond « la maladie du maïs ».

III. — La pathogénie du *syndrome pellagreux* ne semble
pas univoque, mais des facteurs multiples, mal
connus, semblent intervenir dans sa production;
on le voit ordinairement apparaître au cours
d'états morbides (*intoxications* : alcoolisme, aliments de mauvaise qualité ou altérés; *affections
nerveuses* : paralysie générale, vésanies, etc.)
plus ou moins cachectisants.

IV. — L'érythème cutané n'est pas un érythème solaire banal, comme semble le prouver son apparition sur des régions soustraites à l'action chimique des rayons solaires, et parfois dans la saison froide.

V. — Nous avons noté la constance dans nos observa-tions des commémoratifs suivants :

Alcoolisme;

Mauvaise hygiène, misère dans son sens le plus large; surmenage;

Mauvaises conditions psychiques (soucis, chagrins, déshérités de la vie);

qui semblent avoir une réelle influence sur la production du *syndrome pellagreux.*

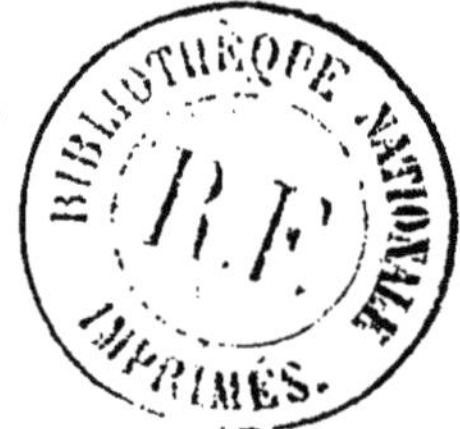

BIBLIOGRAPHIE

D'Albuquerque-Cavalcanti. — Thèse de Paris 1882. Etiologie de la pellagre.

Arnould. — Les alcaloïdes du maïs gâté (Bull. méd. du Nord, août 1881.

Babès.— Pathogénie de la pellagre (Académie de Médecine, 31 juillet 1900.

Babès et Manicatide. — Sur certaines substances spécifiques dans la pellagre (compte rendu Acad. des Sciences, juillet 1900.

Babès et Sion. — Die pellagra, Vienne 1901 (Analyse in Annales de dermatologie et de syhiligraphie, avril 1902).

Babinski.— Sur un cas de pseudo-pellagre (Gaz. méd. de Paris 1884).

Bazin. — La pellagre des aliénés (Union médicale, Paris 1862).

Béhier. — Pellagre sporadique (Progrès Médical Paris 1875).

Bertet. — Pellagre sporadique (Congrès méd. internat. de Paris, 1867-68).

Billod. — Traité de la pellagre, 1870.

— D'une variété de pellagre propre aux aliénés (Annales médico-psychol., Paris 1869, 161-216.

— La pellagre des aliénés (Union médicale, Paris 1862).

Bonnet. — La pellagre chez les aliénés (An. méd. psych. 1889).

Bonnet. — Pellagre sporadique (Lyon Médical septembre 1907).

Bouchard. — Recherches nouvelles sur la pellagre (Paris 1862).

Brault. — Quelques cas de pellagre observés à Alger (Bulletin de la Société de Dermatologie juillet 1907).

Brierre de Boismont. — Recherches sur les rapports de la pellagre avec l'aliénation mentale (Annales méd. psych., 4e série, t. VIII, 1866, p. 187).

BRUNET. — Effets de l'insolation chez les aliénés (pellagre) (Annales méd. psych. nov. 1865).

CAMPANA RUMMO. — Pellagra eritematosa (clinica dermosifilopatica dell Rᵒⁿ universita di Roma, nov. 1905, p. 102.

CAZABAN. — Recherches et observations sur la pellagre dans l'arrondissement de Saint-Sever (Landes) (thèse Paris 1848).

CECCONI. — Erythèmes pellagreux et pellagroïdes (thèse Paris 1903)

CORMAO. — Etude anatomo-pathologique et pathogénique sur le syndrome pellagreux (thèse Paris 1902).

COSTALLAT. — Etiologie et prophylaxie de la pellagre (In Annales d'hygiène, 2ᵉ série, XIII, 1860).

DECHAMBRE. — Art. pellagre et érythème du dictionnaire.

DEJEANNE. — De quelques pseudo-pellagres (thèse Paris 1873).

DEPAUL, MAGNE, HARDY, ROUSSEL. — Etiologie de la pellagre (in Bull. Acad. de méd. 1876, p. 353, 365, 420).

ERAUD. — Un cas de pellagre sporadique avec autopsie (Province Médicale, Lyon 1887).

FAUVELLE DE LAON. — Sur la pellagre (Gaz. méd., 26 août 1885).

FAYE. — Sur la pellagre en Italie (In Compte rendu Acad. des Sc., 11 octobre 1880).

FOUGÈRES. — De l'érythème pellagreux à l'asile de Limoges (Archives cliniques des maladies mentales 1862).

FÉLIX (de Bucharest). — Sur la pellagre (in Congrès international d'hygiène de Turin 1880).

GARBINI. — Alcuni casi di pseudo pellagra in Sicilio (Riv. di patolo nerv. Firenze VIII 312-318).

GAUCHER ET BARBE. — Deux cas de pellagre alcoolique (in Annales de dermatologie 1894).

GAUCHER ET BARBE. — Art. pellagre in traité de médecine de Brouardel et Gilbert 1896.

GAUCHER. — Art. pellagre in traité de thérapeutique de A. Robin 1897.

GAUCHER. — Traité des maladies de la peau, tome I, 1895. Communications (Ann. de dermatologie 1895).

GAUCHER. CRESPIN, SERGENT. — Pellagre avec autopsie (Soc. méd. des hôpitaux, 23 février 1900).

GAUCHER ET GALLOIS. — Pellagre avec autopsie (Bulletin Soc. méd. des hôpitaux 1895).

GINTRAC. — Pellagre in dictionnaire de Jaccoud.

Guertin. — De la pellagre symptomatique (thèse Paris 1887).

Hameau, de la Teste. — Pellagre des Landes, in Bulletin de l'Acad. de méd., II 1832 et X 1845.

Hardy. — Traité des maladies de la peau.

— Pellagre alcoolique (Acad. de méd., 5 juillet 1881).

— Main de pellagreux (in bulletin acad. de méd. 28 Juin 1881).

Harman. — Pellagre sporadique (thèse Paris 1862).

Hillairet et Gaucher. — Traité des maladies de la peau 1885, t. II.

Jacquemot. — Etiologie de la pellagre (thèse Paris 1862).

Landouzy. — De la pellagre sporadique (archives de médecine 1859).

— De la pellagre sporadique, Paris 1860.

— Leçons cliniques sur la pellagre (in Gaz. des Hôp. et Union méd. 1860-63).

Leudet. — Note sur la pellagre sporadique à Rouen (Acad. des Sc. 1864).

— Recherches pour servir à l'histoire de la pellagre sporadique et de la pseudo-pellagre des alcoolisés (Gaz. Médicale, mai 1867).

Lombroso. — Pellagrologo in Rivista pellagrologica III 1906.

— Dei preparàti maïdici nella cura di alcune malattie della pelle (Milano 1880).

— Pathologia, anatomia pathologica della pellagra (R. Ist. Lomb. di sc. e. lit. Rendic, Milano 1870, 2e série, III).

Lupu. — Uber pellagra sine pellagra (Wien. klin. wehsschr. 1905, XVIII 683-691).

Maire. — Société médicale des hôpitaux, 12 janvier 1894).

Marie. — Soc. méd. des hôpitaux 12 janvier 1894.

— Folie pellagreuse des Arabes en Egypte (Ac. de méd., 25 juin 1907).

Martin. — De la pellagre (thèse Paris 1873).

Marty. — La pellagre sporadique (Paris 1877).

Mollière. — Un cas de pellagre sporadique (Lyon Médical 1887).

Morichau-Beauchant. — Un cas de pellagre indigène (Gaz. des hôp., Paris 1903 XXVI 1369-1371).

Nicolas et Jambon. — Sur un cas d'erythème pellagreux (Lyon Médical 6 octobre 1907).

Nothnagel. — Special Pathologie und Therapie, art. « Pellagra » par Babès).

 Orléanu. — La pellagre en Roumanie (thèse Paris 1887).

Perrin. — Les erythèmes pellagreux et les érythèmes pellagroïdes (in Marseille Médical, déc. 1902).

Pétrof. — La pellagre en Bulgarie (Revue d'hygiène avril 1907).

Poussié. — Pellagre et pseudo-pellagre (thèse Paris 1881).

Procopin. — La pellagre, 1903.

Roussel. — De la pellagre, etc. (Paris 1845).
— Traité de la pellagre et des pseudo-pellagres (Paris 1866).

Roussel, Hardy, etc. — Pellagre et pseudo-pellagre (in Bulletin de l'Ac. de méd. 5 juillet 1881).

Salas. — Etiologie et prophylaxie de la pellagre (thèse Paris 1863).

Salvi. — Due casi pellagra studiati in alune particularita delle cute (Clinic dermosifilopatica d. r. univ. di Roma 1904 XXIII, 85-94).

Sepet. — Erythèmes pellagroïdes (Marseille médical 1898).

Sergent. — Pellagre (in Presse médicale 1901).

Siredey. — Pseudo-pellagre alcoolique (Union Médicale 1873).

Triller. — La pellagre (thèse de Paris 1905).

Tuczek. — Klinische und anatomische studien uber die Pellagra (Annales de Dermatologie 1895).

Verrati. — Tre casi sporadici di pellagra (Giorn. internaz. d. sc. méd. Napoli 1903 n. s. XXV 673-681), compte rendu dans les Annales de Dermatologie 1903.

Vidal. — Société Médicale des hôp. (27 déc. 1862).
— Union médicale 1863 et Bull. soc. méd. hôp. Paris 1861-1865).

Zartarian. — Etiologie et pathogénie de la pellagre (thèse Montpellier 1902).

7805. Lyon, Imp. Réunies (Delaroche et Schneider).

www.ingramcontent.com/pod-product-compliance
Ingram Content Group UK Ltd.
Pitfield, Milton Keynes, MK11 3LW, UK
UKHW021218230726
13926UKWH00003B/1107